高职高专护理专业实训教材

病理学实训

（第2版）

主　编　刘　文

副主编　徐　灵

编　者（以姓氏笔画为序）

王　慧　（合肥职业技术学院）

朱　勤　（安徽卫生健康职业学院）

刘　文　（安徽中医药高等专科学校）

李文静　（黄山健康职业学院）

苗长城　（皖北卫生职业学院）

郑晓雪　（阜阳职业技术学院）

徐　灵　（安庆医药高等专科学校）

蔡　运　（滁州城市职业学院）

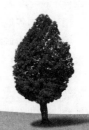

东南大学出版社

SOUTHEAST UNIVERSITY PRESS

·南京·

图书在版编目（CIP）数据

病理学实训 / 刘文主编. —2 版. —南京：东南
大学出版社，2022.12（2025.1重印）
高职高专护理专业实训教材 / 王润霞总主编
ISBN 978-7-5766-0572-3

Ⅰ. ①病⋯　Ⅱ. ①刘⋯　Ⅲ. ①病理学-高等职业教育-
教材　Ⅳ. ①R36

中国版本图书馆 CIP 数据核字（2022）第 247473 号

责任编辑：胡中正　责任校对：子雪莲　封面设计：顾晓阳　责任印制：周荣虎

病理学实训（第 2 版）

主　　编　刘　文
出版发行　东南大学出版社
社　　址　南京四牌楼 2 号　邮编：210096　电话：025-83793330
网　　址　http://www.seupress.com
电子邮件　press@seupress.com
经　　销　全国各地新华书店
印　　刷　常州市武进第三印刷有限公司
开　　本　787 mm×1092 mm　1/16
印　　张　10.25
字　　数　250 千字
版　　次　2022 年 12 月第 2 版
印　　次　2025 年 1 月第 2 次印刷
书　　号　ISBN 978-7-5766-0572-3
定　　价　32.00 元

＊ 本社图书若有印装质量问题，请直接与营销部调换。电话（传真）：025-83791830。

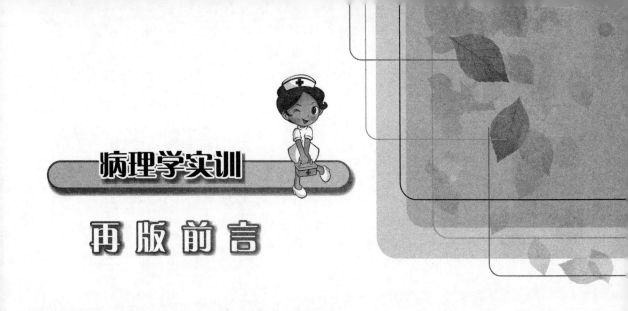

病理学实训

再版前言

　　党的二十大报告明确指出,教育是国之大计、党之大计。培养什么人、怎样培养人、为谁培养人是教育的根本问题。明确提出要深化教育领域综合改革,加强教材建设和管理,完善学校管理和教育评价体系,健全学校家庭社会育人机制。与此同时,加强师德师风建设,培养高素质教师队伍,弘扬尊师重教社会风尚。切实推进教育数字化,建设全民终身学习的学习型社会、学习型大国。

　　为此,我们在省卫健委、教育厅和省医学会教育分会领导的关心支持下,《病理学实训》编写组对 2014 版教材进行了修订。旨在为各高等医学院校培养具有一定理论知识的技能型"实用性"人才,帮助学生提高综合分析和应用所学知识的能力,加强学生的实际动手、动脑能力,更好地适应工作岗位。本着"学科融合、各具特色"的总体思路,结合病理学教学大纲、国家职业资格考试大纲的要求,改变病理学实验实训教学的现状,突出常见病和多发病,增强预防意识,加强病理和临床的联系。

　　本教材分为病理学实训和病理生理学实训两部分。融"实验指导"与"实验报告"于一体,便于学生使用及教师批阅。主要包括病理大体标本、组织切片观察方法和动物实验方法、步骤的介绍,各类基本病变和疾病的大体标本、组织切片的病变特点描述以及病例讨论等。内容简明,图文并茂,尤其是配以大量病理组织学图片,标示出典型病变,让学生辨识、描述,最后作出病理诊断,对实训内容实行项目化管理,建立实训考核体系和评分标准,及时检测学生的实验实训情况,这在其他实训教材中尚不多见。对于培养学生观察能力、思维能力、语言表达能力、知识应用能力和科学研究能力都有显著效果,为其以后的临床医疗护理实践打下坚实的基础。

　　建议本教材与各校高职高专《病理学》教材配套使用。

刘　文

2022 年 11 月 15 日

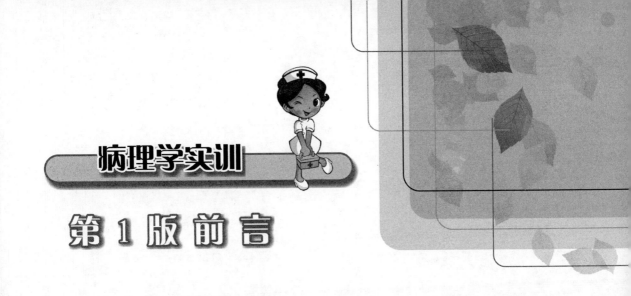

病理学实训

第1版前言

　　在省卫生厅、教育厅和省医学会教育分会领导的关心支持下，2005 年我们组织编写了供五年制高职护理专业使用的《病理学》教材，并于 2011 年修订再版。随着教学改革的不断深入，教材中所编写的病理学实验指导部分已不能很好地满足各校的教学改革需求。为培养具有一定理论知识的技能型"实用性"人才，帮助学生提高分析、综合和应用所学知识的能力，加强学生的实际动手、动脑能力，更好地适应工作岗位，本着"学科融合、各具特色"的总体思路，结合病理学教学大纲、国家资格考试大纲的要求，改变病理学实验实训教学的现状，特组织编写《病理学实训》一书，与五年制高职规划《病理学》教材配套使用。

　　本教材分为病理解剖学和病理生理学两部分。融"实验指导"与"实验报告"于一体，便于学生使用及教师批阅。主要包括病理大体标本、组织切片观察方法和动物实验方法、步骤的介绍，各类基本病变和疾病的大体标本、组织切片的病变特点描述，病例讨论等。内容简明，图文并茂，尤其是配以大量病理组织学图片，标示出典型病变，让学生辨识、描述，最后作出病理诊断，对实训内容实行项目化管理，建立实训考核体系和评分标准，及时检测学生的实验实训情况，在其他实训教材中尚不多见。这对培养学生观察能力、思维能力、语言表达能力、知识应用能力和科学研究能力都有显著效果，为其以后的临床医疗实践打下坚实的基础。

刘　文

2014 年 1 月 3 日

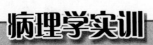

目 录

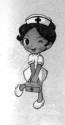

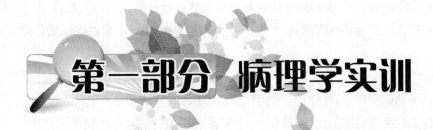

绪　论

一、病理学实训目的

病理学实验课是病理学教学过程中的一个重要组成部分,主要进行病理形态学方面的学习和认知,使同学们达到下列目的:①更好地理解和掌握理论课讲过的病理学的基本理论内容;②训练学生必备的科学技能和科学作风;③培养学生综合分析问题和解决问题的能力,使其成为动脑、动手能力较强并具有创新精神的开拓型人才。

二、病理学实训的内容和方法

病理学实训的内容包括:①观察病变组织、器官的大体和组织学改变;②进行尸检病例或临床病例讨论;③观看录像;④尸体解剖见习;⑤动物实验等。

（一）大体标本的观察和诊断

1. 标本来源和固定液

标本来源:手术切除或尸体解剖获得的病变器官或组织。

固定液:常用的为10%中性福尔马林(甲醛)固定液,为无色透明液体。固定后的标本,组织呈灰白色,血液呈暗黑褐色。有时用原色标本固定液(凯氏固定液),为淡黄色液体,固定后的组织基本上保持原色不变。

2. 观察方法

首先判定是何组织、器官,然后从外向内、从上到下观察器官的体积、形状、颜色、硬度、表面及切面等,运用所学的知识判定有无病变,综合分析作出病理诊断。

3. 观察要点

（1）体积:有无增大或缩小,增大时包膜紧张,缩小时包膜皱缩。

（2）形状:有无异常,有无新生物,其形态如何。

（3）颜色、光泽:灰黄、灰白且正常纹理消失常为坏死,暗红且成片常为淤血或出血。

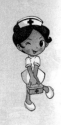

（4）表面：是否光滑，被膜有无渗出物或增厚；血管有无扩张、充血；被膜剥离难易程度。

（5）切面：结构、颜色和质地有无改变，空腔脏器有无内容物、管腔有无扩张或变小。

（6）病灶的情况：发现局限性病灶时注意观察病灶的部位、分布、数目、形状、大小、颜色、质地、有无包膜及其与周围组织的关系等（不同脏器的具体观察方法见各章实验的介绍）。

4. 诊断

根据所见病变特点，结合理论知识作出病理诊断。病理诊断的书写方法为：器官或组织名称加病变或疾病名称，如脑梗死、子宫平滑肌瘤、骨结核、皮肤溃疡等。

（二）病理切片的观察和诊断

1. 病理切片的制作

从病变组织与正常组织交界处切取组织块，经固定、脱水、石蜡包埋、切片、染色等步骤制作而成。一般用苏木素-伊红（HE）染色，细胞核染成蓝色，细胞质和胶原纤维染成粉红色。

2. 观察方法

（1）肉眼观察

①肉眼观察该切片的外形及染色情况。

②初步判断是取自何组织、器官及病变的范围、部位。

（2）低倍镜观察

①观察方法：实质器官一般由外（被膜侧）向内，空腔脏器由内向外逐层观察。观察每层时应从一端开始，按从左到右或从上到下的顺序进行全面观察。

②观察内容：确认是何器官或组织，找出病变部位，确定病变范围及与组织间的关系。

（3）高倍镜观察：根据需要，选用高倍镜观察病变部位的微细结构和形态变化。

（4）观察非主要病变部位有无改变及其特点。

3. 诊断

综合分析所见病变特点，作出病理诊断，书写方法同大体标本。

（三）观察大体标本和组织切片的注意事项

1. 动与静的联系　把片段的、静止的标本与该病变在人体内动态的发生、发展过程联系起来，加深对理论的认识。

2. 宏观与微观的联系　从大体标本的病变出发联系到切片中会出现什么改变，或从切片标本出发联系到大体标本会出现什么病变。从宏观到微观或从微观到宏观更扎实地掌握病变。

3. 形态与机能的联系　从标本的病变出发主动联系到该病人会出现哪些机能障碍，临床有哪些表现，提高分析问题的能力。

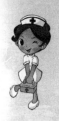

4. 各病变间的联系　有两种以上病变的标本,应分析判定各种病变间有无联系,是同一病理过程的病变组合,还是互相之间没有联系的不同疾病。

5. 观察标本要细致、全面,分析问题和推理要有科学的根据,实事求是,才能做出正确的判断。

6. 课前应预习相关的病理学理论、解剖学、组织学及病原生物学等知识。

（四）临床病例讨论

1. 目的

通过分析典型病例的临床病例、尸检病例,运用所学的病理学知识,在教师指导下进行讨论,达到理论联系实际、加深对所学知识的理解,以培养综合分析问题和解决问题的能力。

2. 讨论要求

（1）根据肉眼及镜下所见病理变化,结合临床表现,作出主要病理诊断。

（2）分析病变的发生、发展过程及主要病变之间的联系。

（3）分析病变和主要临床表现间的联系。

（4）找出患者死亡的主要原因。

（五）动物实验

在实验动物身上复制某种疾病或病理过程的模型,来研究疾病的病因、发病机制、病理变化、药物治疗效果等。

三、实训报告

书写实训报告的目的在于培养学生观察、认识病变的能力和文字表达能力,加深对重点内容的理解,同时了解学生对病理知识的掌握情况,及时发现和解决教学中存在的问题。

实训报告的形式有描述大体标本、组织切片的病变特点,绘制组织学改变图,回答问题,以及写出病例讨论的提纲等。描述病变要求全面准确、突出重点、文字简练、条理清楚。绘图要求准确,能表现出器官的特点和病变的重点,并加以文字注释。

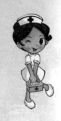
实训一 细胞和组织的适应、损伤与修复

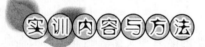

1. 学会观察、描述常见细胞和组织的适应、损伤与修复的形态变化特点。
2. 通过观察标本所见，分析各种病变对机体的影响。
3. 学会理论联系实际，养成实事求是的科学态度和方法。

实训前准备

1. 复习相关组织、器官的正常结构。
2. 复习已学的细胞和组织的适应、损伤与修复的基本理论知识。

实训内容与方法

项目1 大体标本观察

一、实训方法

1. 肉眼观察、识别标本是何器官（组织）。
2. 观察、描述该器官（组织）病变的特点。
3. 作出正确的病理诊断。
4. 联系镜下病变并分析对机体的影响。

二、实训内容及观察要点

1. 心肌褐色萎缩　心脏体积缩小，重量减轻，冠状动脉蜿蜒迂曲，心肌切面呈棕褐色。
2. 心脏肥大　心脏体积增大，重量增加，左心室壁明显肥厚，乳头肌和肉柱变扁，提示有心腔扩张。
3. 病毒性肝炎　肝体积肿大，肝脏颜色呈弥漫一致浅灰褐色，混浊无光泽。

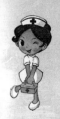

4. **脂肪肝**　肝脏体积增大,表面光滑,淡黄色,质软,切面有油腻感。

5. **脾凝固性坏死**　脾切面可见不规则扇形梗死灶,病变累及包膜,呈灰白色,梗死区与正常组织有一暗红色分界线。

6. **脑液化性坏死**　大脑冠状切面,皮质下脑组织发生大片坏死,液化成半透明胶冻状(因福尔马林固定而凝固)。

7. **足干性坏疽**　足远端皮肤变黑,干缩僵硬,与正常组织分界较明显。

8. **坏疽性阑尾炎**　阑尾肿胀变粗,浆膜面失去光泽,部分阑尾组织呈黑绿色,坏死区与正常组织分界不明显。

9. **皮肤创口一期愈合**　皮肤表面有一纵行线状瘢痕,呈灰白色,有光泽。

项目 2　病理切片观察

一、实训方法

1. 在显微镜下观察、识别切片是何组织。

2. 寻找病变部位,观察、识别病变特点并加以描述。

3. 作出正确的病理诊断。

4. 联系大体病变并分析对机体的影响。

二、实训内容及观察要点

1. **心肌褐色萎缩**　镜下:心肌纤维数量减少,细胞核染色较深,体积缩小,胞质内可见折光性较强的黄褐色颗粒(脂褐素)。

2. **病毒性肝炎**　镜下:肝细胞体积增大,呈气球样改变,胞质疏松,部分肝细胞胞核浓缩,碎裂,体积缩小。汇管区和肝小叶内可见淋巴细胞、单核细胞等炎细胞浸润。

3. **脂肪肝**　镜下:肝细胞胞质内可见大小不等的脂肪空泡,部分肝细胞内空泡可将胞核挤到一侧,形似脂肪细胞。

4. **脾凝固性坏死**　镜下:脾实质坏死,结构轮廓可见,坏死区呈淡粉红色,与正常组织分界清楚。

5. **坏疽性阑尾炎**　镜下:阑尾浆膜、肌层、黏膜全层坏死,伴有出血及炎细胞广泛的浸润。

6. **肉芽组织**　镜下:由大量新生毛细血管和成纤维细胞构成,长梭形的成纤维细胞聚集在毛细血管周围,伴有数量不等的巨噬细胞、中性粒细胞和淋巴细胞浸润。

7. **慢性宫颈炎伴鳞状上皮化生**　镜下:宫颈被覆上皮及腺上皮被鳞状上皮所取代,部分上皮表面还可见柱状上皮,但下面为大片不完全成熟鳞状上皮,上皮组织间有较多的淋巴细胞浸润。

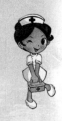

项目3 病例讨论

病例一

王某,男,12岁,因"车祸左小腿疼痛活动受限2 h"入院。入院检查:体温37 ℃,脉搏100次/分,血压90/60 mmHg,左小腿肿胀,短缩,局部有压痛,可触及骨擦感,左小腿不能活动。

X线检查:左胫骨中下段1/3斜形完全性骨折,左腓骨上1/3骨折。

术后X线检查示对位、对线尚可,术后一周再次复查,结果同前。1个月后复查,对位、对线良好,见少量骨痂形成。牵引1个月后改为石膏固定2个月,术后3个月复查:骨性骨痂形成。

讨论题:

(1) 该骨折愈合属于哪种类型的修复?

(2) 骨折愈合的基本过程如何?

(3) 哪些因素可影响骨折的愈合?

病例二

李某,男,65岁。死者生前患高血压二十多年,半年前开始双下肢发凉、发麻,走路时常出现阵发性疼痛,休息后缓解。近一个月右足剧痛,感觉渐消失,足趾发黑渐坏死,左下肢逐渐变细,三天前生气后,突然昏迷,失语,右半身瘫,渐出现抽泣样呼吸。今晨四时二十五分呼吸心跳停止。

尸检所见:心脏明显增大,重950 g,左心室明显增厚,心腔扩张;主动脉、下肢动脉及冠状动脉等内膜不光滑,有散在大小不等黄白色斑块;右胫前动脉及足背动脉,管壁不规则增厚,有多处管腔阻塞现象;左股动脉及胫前动脉有不规则黄白色斑块;右足趾变黑、坏死;左下肢肌肉萎缩明显变细,左大脑内囊有大片状出血。

讨论题:

(1) 右足发黑、坏死的原因是什么?

(2) 左心室肥大、扩张及左下肢萎缩的原因是什么?

病例三

患者,男,67岁,既往有高血压病病史25年。尸检所见:左、右冠状动脉粥样硬化,且以左支为重,左心室壁厚(1.5 cm),有苍白色病灶。镜下大片心肌细胞核溶解消失,胞浆均质红染,病灶周围部分心肌细胞体积增大,染色变深,部分心肌细胞体积缩小,核周有褐色颗粒样物。心肌间质中脂肪组织丰富,由心外膜伸入至心肌细胞间。脾小体中央动脉和肾入球小动脉管壁增厚、均匀粉染,管腔狭窄。

讨论题:

死者心脏、脾脏和肾脏发生了哪些基本病变?

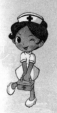

病例四

男性尸体,身长 165 cm,肥胖体型,口唇、指(趾)甲发绀。心脏重 350 g,左心室壁厚 1.2 cm,肉眼颜色不均匀,右心室壁厚 0.3 cm。左心室及室间隔多处取材光镜下见大片心肌细胞核溶解消失。左冠脉主干动脉粥样硬化,使管腔狭窄 75% 以上。

讨论题:

(1) 请说出该例的主要病理诊断。

(2) 如果患者存活,机体将如何修复损伤部位,为什么?

病例五

患者,男,37 岁,以"规律性上腹痛两年,加重一周"为主诉入院。查体:上腹部剑突下偏左有压痛。胃镜检查提示"胃窦部溃疡"。经给予西咪替丁等抑酸剂和氢氧化铝凝胶等胃黏膜保护剂治疗,症状逐渐缓解,6 周后复查胃镜见溃疡已愈合。

讨论题:

(1) 在胃溃疡愈合过程中都有哪些组织的再生?

(2) 哪些组织的再生属于完全再生,哪些属于不完全再生?

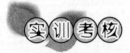

在实验实训过程中或之后,对学生观察标本和切片的效果进行考核。计入成绩。评分标准附后。

细胞和组织适应、损伤与修复大体标本实训考核评分标准

班级:＿＿＿＿＿＿＿　　姓名:＿＿＿＿＿＿＿　　学号:＿＿＿＿＿＿＿　　得分:＿＿＿＿＿＿＿

项　目		评价内容	分值	评分等级及分值			得分及扣分依据
				A	B	C	
实训素质		仪表端庄,工作服整洁	5	5	4～3	2～0	
		安静、有秩序,提前 5 min 进入实验室,不携带与实验无关的物品	5	5	4～3	2～0	
实训态度		听课认真,注意力集中	3	3	2	1～0	
		细心观察示教过程	3	3	2	1～0	
		操作认真,勤于思考	4	4	3	2～0	
操作过程	操作前准备	搬移大体标本手法正确,认真检查是否漏液	5	5	4	3～0	
		操作台准备:台面清洁、无杂物、光线充足	5	5	4	3～0	

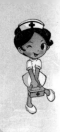

续表

项　目		评价内容	分值	评分等级及分值			得分及扣分依据
				A	B	C	
操作过程	操作中	正确识别大体标本是何组织、器官	3	3	2	1～0	
		观察大体标本,指出标本的病变部位	7	7	6	5～0	
		识别、描述指定大体标本的病变特点,能按时完成	20	20	19～10	9～0	
		根据结果分析,作出正确病理诊断	10	10	9～5	4～0	
		观察标本时理论联系实际	5	5	4～3	2～0	
		操作过程井然有序,保持安静	5	5	4～3	2～0	
	操作后整理	大体标本、实验器材物归原处	3	3	2	1～0	
		使用后的废物分类处置,放入指定地方	2	2	1	0	
		清扫地面,整理实验室	5	5	4	3～0	
评　价		态度端正,操作规范,认真练习	5	5	4～2	1～0	
完成实训报告		认真完成实训报告	5	5	4	3～0	
总　分			100				

实验教师签名:　　　　　　　　　　　实训时间:

细胞、组织适应、损伤与修复病理切片实训考核评分标准

班级:＿＿＿＿＿　　姓名:＿＿＿＿＿　　学号:＿＿＿＿＿　　得分:＿＿＿＿＿

项　目		评价内容	分值	评分等级及分值			得分及扣分依据
				A	B	C	
实训素质		仪表端庄,工作服整洁	5	5	4～3	2～0	
		安静、有秩序,提前5 min进入实验室,不携带与实验无关的物品	5	5	4～3	2～0	
实训态度		听课认真,注意力集中,保持安静	3	3	2	1～0	
		细心观察示教过程	3	3	2	1～0	
		操作认真,勤于思考	4	4	3	2～0	
操作过程	操作前准备	搬移显微镜手法正确,认真检查显微镜	5	5	4	3～0	
		操作台准备:台面清洁、无杂物、光线充足	2	2	1	0	
		复习理论,用物准备(少备一种扣0.5分)	3	3	2	1～0	

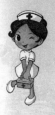

续表

| 项 目 | | 评价内容 | 分值 | 评分等级及分值 | | | 得分及扣分依据 |
				A	B	C	
操作过程	操作中	根据需要缩放光圈,升降聚光器,调节光量	3	3	2	1~0	
		低倍镜确定观察部位后移至视野中央换高倍镜	7	7	6	5~0	
		缓慢转动粗调节,再用细调节调至图像清晰	5	5	4~3	2~0	
		有序观察指定的组织切片,正确识别病变并按时完成	20	20	19~10	9~0	
		端坐,观察时左眼窥镜,右眼记录绘图	10	10	9~5	4~0	
		显微镜擦净后,物镜转为"八"字形并降低,下降聚光器	5	5	4~3	2~0	
	操作后整理	正确处理玻片标本、实验器材物归原处	3	3	2	1~0	
		使用后的废物分类处置,放入指定地方	2	2	1	0	
		认真检查显微镜,搬移手法正确,送至显微镜室,清扫地面,整理实验室	5	5	4	3~0	
评 价		态度端正,操作规范,认真练习	5	5	4~2	1~0	
完成实训报告		认真完成实训报告	5	5	4	3~0	
总 分			100				

实验教师签名: 实训时间:

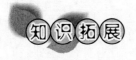

假性肥大

组织、器官的实质细胞萎缩时,如果其间质中纤维组织和脂肪组织发生增生,使组织、器官的体积增大,称假性肥大。

细胞凋亡的意义

1. 确保正常发育、生长:凋亡可以清除多余的、失去功能价值的细胞和具潜在危险的细胞,如自身免疫细胞。

2. 维持内环境稳定:受损、突变或衰老细胞如果存留体内就可能干扰机体功能,甚至演变为疾病。机体必须及时清除这些细胞才能维持内环境稳定。

3. 发挥积极的防御功能:机体受到感染时,受感染的细胞发生凋亡,DNA发生降解,整合于其中的病毒DNA也随之被破坏,因而阻止了病毒的复制。

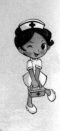
4. 很多疾病如自身免疫性疾病、肿瘤的发生发展与凋亡有关,故可应用凋亡理论治疗这些疾病。

干细胞在组织修复与细胞再生中的作用

完美地修复或替代因疾病、意外事故或遗传因素所造成的组织、器官伤残,一直是人类追求及难以攻克的医学难题。近些年来,利用干细胞来源的组织工程和现代生物医学技术,逐步将这一难题变成现实。

在临床治疗中,造血干细胞应用较早,主要用于治疗白血病、重症再生障碍性贫血、地中海贫血、恶性淋巴瘤等血液系统疾病以及小细胞肺癌、乳腺癌等多种实体肿瘤。

间充质干细胞是骨髓另一种成体干细胞,具有干细胞的共性。最近研究发现人的骨骼肌、软骨、脂肪、骨膜、外周血中也存在间充质干细胞,理论上能分化为骨、软骨、肌肉、肌腱,在治疗创伤性疾病中具有应用价值。此外,已发现的成体干细胞包括表皮干细胞、肝脏干细胞等。

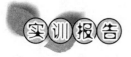

实训一　细胞、组织的适应、损伤与修复

班级:＿＿＿＿＿＿　姓名:＿＿＿＿＿＿　学号:＿＿＿＿＿＿　得分:＿＿＿＿＿＿

1. 观察描述心肌肥大、脂肪肝、坏疽性阑尾炎、足干性坏疽等大体形态。

2. 观察下列图片,简要描述其病变特点,作出正确的病理诊断。

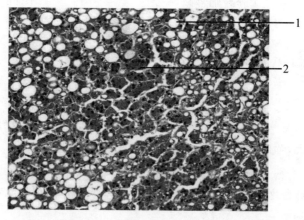

图 1-1-1

①请描述图 1-1-1 的病变特点:

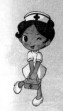

②图 1-1 中标示的 1 是_____,2 是_____。

③观察图片后你作出的病理诊断是:

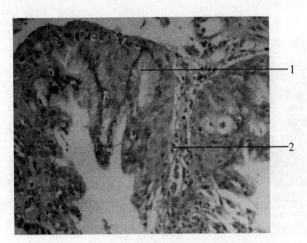

图 1-1-2

①请描述图 1-1-2 的病变特点:

②图 1-1-2 中标示的 1 是_____,2 是_____。

③观察图片后你作出的病理诊断是:

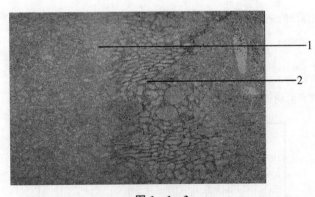

图 1-1-3

①请描述图 1-1-3 的病变特点:

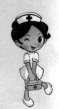

②图1-1-3中标示的1是＿＿＿＿＿,2是＿＿＿＿。

③观察图片后你作出的病理诊断是:

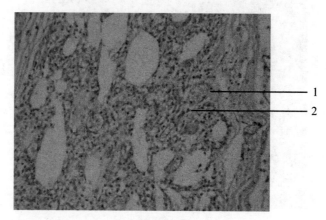

图1-1-4

①请描述图1-1-4的病变特点:

②图1-1-4中标示的1是＿＿＿＿＿,2是＿＿＿＿。

③观察图片后你作出的病理诊断是:

3. 选择一张已观察的病理切片,绘制其镜下图。

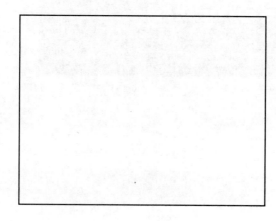

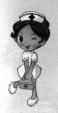

4. 回答病例讨论中的讨论题。

病例一

(1) 该骨折愈合属于哪种类型的修复？

(2) 骨折愈合的基本过程如何？

(3) 哪些因素可影响骨折的愈合？

病例二

(1) 右足发黑、坏死的原因是什么？

(2) 左心室肥大、扩张及左下肢萎缩的原因是什么？

病例三

死者心脏、脾脏和肾脏发生了哪些基本病变？

病例四

(1) 请说出该例的主要病理诊断。

(2) 如果患者存活，机体将如何修复损伤部位，为什么？

病例五

(1) 在胃溃疡愈合过程中都有哪些组织的再生？

(2) 哪些组织的再生属于完全再生，哪些属于不完全再生？

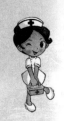

实训二　局部血液循环障碍

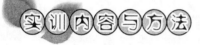

1. 描述充血、淤血、出血的概念及其在标本和切片内的形态特点。
2. 通过观察动脉、静脉血栓大体形态，叙述血栓形成的条件及机制。
3. 通过动物实验观察栓塞后果。
4. 描述梗死的概念及各类型的形态特点。

实训前准备

1. 复习相关组织、器官的正常结构。
2. 复习已学的局部血液循环障碍基本理论知识。

实训内容与方法

项目 1　大体标本观察

一、实训方法

1. 肉眼观察、识别标本是何器官。
2. 寻找病变部位，观察、识别病变特点并加以描述。
3. 作出正确的病理诊断。
4. 联系镜下病变并分析对机体的影响。

二、实训内容及观察要点

1. **急性阑尾炎之炎性充血**　阑尾浆膜面的小动脉扩张充盈，伴有炎性渗出物，黏膜糜烂或形成浅溃疡。

2. **慢性肺淤血**　肺体积肿大，暗红色，重量增加（正常 375～550 g），包膜紧张，边缘变钝，质地较实。切面流出暗红色泡沫状液体。晚期肺质地变硬，呈棕褐色，称为肺褐色硬化。

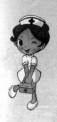

3. **慢性肝淤血**　早期肝体积增大,边缘钝圆,包膜紧张,切面较实,呈红(肝窦扩张淤血区)黄(脂肪变性区)相间的花纹,形似槟榔,称为槟榔肝。晚期肝实质变性坏死,间质增生,形成淤血性肝硬化。

慢性肺淤血　　　慢性肝淤血

4. **慢性脾淤血**　脾体积肿大,质地变实,暗红色,重量增加(120～150 g),包膜增厚紧张,边缘变钝。切面可见散在的棕褐色结节(含铁结节)及暗红色脾髓中有灰白色纤维组织增生,脾小梁增粗。

5. **左心房附壁血栓**　在打开的左心房内,见房壁上附有一蚕豆大小血栓,灰白色,质地干燥与内膜紧密粘连,二尖瓣孔明显狭窄,瓣膜增厚变形。

6. **腔静脉及髂静脉内血栓形成**　标本为下腔静脉及两髂总静脉,在打开的静脉腔内,可见有圆柱形固体物填充,血栓与血管壁紧密相连,干燥粗糙呈黑白相间的波纹状(新鲜时红白相间)。

7. **二尖瓣血栓**　沿二尖瓣闭锁缘有多数单行排列的细小疣状赘生物,灰白色,质地粗糙干燥,与瓣膜紧密粘连,不易脱落。

8. **肾贫血性梗死**　肾表面可见有灰白灰黄梗死灶,周围有一条充血出血带,梗死灶呈楔形,尖端指向肾门,底部靠近被膜,梗死区与正常组织分界清楚。

9. **肺出血性梗死**　标本为肺下叶,梗死灶呈锥体形,尖端朝向肺门,梗死区暗红色。

二尖瓣血栓　　　　　　　肾贫血性梗死　　　　　　　肺出血梗死

项目 2　病理切片观察

一、实训方法

1. 在显微镜下观察、识别切片是何组织。
2. 寻找病变部位,观察、识别病变特点并加以描述。
3. 作出正确的病理诊断。
4. 联系大体病变并分析对机体的影响。

二、实训内容及观察要点

1. **慢性肺淤血**　镜下:肺泡壁小静脉和毛细血管扩张、充血,肺泡腔内有淡红色浆液和红细胞,肺泡腔内可见含有棕黄色含铁血黄素的心衰细胞(巨噬细胞吞噬红细胞形成)。

2. **慢性肝淤血**　镜下:肝小叶中央静脉及其附近的肝窦扩张、充血,肝小叶中央区部分肝细胞因受压而萎缩、变性;周边区肝细胞内可见大小不等的空泡(为脂肪变性的肝细胞所含脂滴,在制片过程中被溶解所致)。

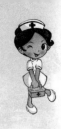

3. 慢性脾淤血　镜下:脾血窦扩张、充血,脾小结萎缩或消失,可见散在灶状含铁血黄素沉积。

4. 静脉血栓　镜下:血小板聚集形成小梁状,小梁间血液凝固,小梁周围可见白细胞黏附,小梁之间可见纤维蛋白交织成网,网眼中充满红细胞。

5. 肾贫血性梗死　镜下:梗死区肾单位结构模糊不清,肾小球和肾小管轮廓大致可见,细胞核多已溶解、消失。梗死区边缘可见充血和出血带。

6. 肺出血性梗死　镜下:肺泡轮廓可见,肺泡腔、小支气管腔及肺间质充满红细胞,梗死区与正常肺组织交界处肺组织充血、水肿。

项目3　病例讨论

病例一

患者,男,24 岁,半年前于工地施工中,不慎左脚被钉子刺伤,当时局部感染化脓,下肢红肿,约 2 周后逐渐恢复,此后左小腿又有数次疼痛和肿胀。查体:除发现左下肢浮肿外,其他未见明显异常,今日下午 2 点 15 分左右患者由厕所回病房途中大叫一声倒在地上,医务人员赶到时见患者四肢痉挛、颜面青紫、口吐白沫、瞳孔散大,抢救无效,死亡。

尸检可见:左股静脉大部分变粗变硬,从腘窝至卵圆孔一段股静脉内完全被凝固的血液成分堵塞,该血液凝固物长约 40 cm,与血管壁连接不紧密,大部分呈暗红色,表面粗糙,质较脆,有处呈灰白色与血管连接紧密。肺动脉的主干及两大分支内均被凝血块样的团块堵塞,该团块呈暗红色无光泽,表面粗糙、质脆,与肺动脉壁无粘连。左肺内较小的动脉分支内也有血凝块样物质堵塞。

讨论题:

(1) 左股静脉内有什么病变? 为什么能形成这种病变? 为什么股动脉无此改变?

(2) 肺动脉内为何种病变? 根据是什么?

病例二

患者,女,30 岁。1 年前开始出现劳动后心悸、气短,休息后好转,1 个月前因着凉而发热、咽痛、心悸、气短加重,同时出现双下肢浮肿,少尿,右上腹部胀痛,食欲减退,不能平卧而入院。

查体:半坐卧位,慢性病容,四肢末梢及口唇发绀。颈静脉怒张,两肺背部有中、小水泡音。心尖部有舒张期震颤。心界向左右两侧扩大。心率110 次/分,血压110/70 mmHg,心律不齐。心尖部有雷鸣样舒张期杂音,Ⅲ级吹风样收缩期杂音。肝在肋下 3 cm,剑突下 5 cm,质韧,轻度压痛,肝颈静脉回流征阳性。双下肢凹陷性水肿。X 线检查:心脏向左右扩大,双肺纹理增强。

临床诊断:(1) 风湿性心脏病;(2) 二尖瓣狭窄;(3) 全心功能衰竭。

讨论题:

(1) 根据临床特点,你认为此病人出现了哪些病变?

(2) 运用所学知识,描述病变器官的基本病理变化。

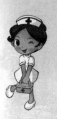

病例三

某一大面积烧伤病人,住院期间输液时曾行大隐静脉切开插管。患者后因感染性休克而死亡,死后尸检发现髂外静脉内有血栓形成。

讨论题:

(1) 该患者血栓形成的原因是什么?

(2) 血栓是何种类型? 描述其大体及镜下特点。

病例四

女性,25 岁,分娩过程中自然破膜,约 10 min 后,出现寒战及呼吸困难,因病情恶化,抢救无效死亡。尸检发现双肺明显水肿、淤血及出血,部分区域实变,切面红褐色,多数血管内可见数量不等的有形羊水成分,如胎粪、胎脂、角化物及角化细胞等。病理诊断双肺羊水栓塞,肺水肿。

讨论题:

(1) 羊水栓塞的发生机制是什么?

(2) 试分析产妇死亡的原因。

示教 家兔空气栓塞

一、实训目的

观察家兔耳缘静脉注入空气后引起的空气栓塞的表现及其严重后果。

二、实训动物

家兔一只。

三、实训器材

注射器(10 ml)、兔筒、动物解剖器械。

四、实训步骤

1. 观察正常家兔情况(呼吸、瞳孔大小、口唇颜色等)。

2. 用注射器向家兔耳缘静脉内注入 5~10 ml 空气,立即观察家兔情况。

3. 家兔停止呼吸后,立刻打开胸腔,注意观察。此时家兔心脏还在跳动,通过扩张的右心耳薄壁可看见气泡。然后将心周围的大血管全部结扎、剪断,并将心脏放入盛水的玻璃器皿中,在水下将右心房剪开,注意观察有什么现象出现。

思考题:由兔耳缘静脉注入空气为什么会致其死亡?

由上述实验可知,空气栓塞致死的情况在人尸体剖检上亦可判断。有时在尸检时发现心冠状动脉内、脑动脉及其他器官的动脉内有空气泡出现,说明有些小气泡可通过肺的毛细血管进入体循环,进而引起心、脑的血液循环障碍致其死亡。

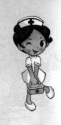

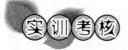

在实验实训过程中或之后,对学生观察标本和切片的效果进行考核。计入成绩。评分标准附后。

局部血液循环障碍病理切片实训考核评分标准

班级:＿＿＿＿＿＿　姓名:＿＿＿＿＿＿　学号:＿＿＿＿＿＿　得分:＿＿＿＿＿＿

项　目		评价内容	分值	评分等级及分值			得分及扣分依据
				A	B	C	
实训素质		仪表端庄,工作服整洁	5	5	4～3	2～0	
		安静、有秩序,提前 5 min 进入实验室,不携带与实验无关的物品	5	5	4～3	2～0	
实训态度		听课认真,注意力集中,保持安静	3	3	2	1～0	
		细心观察示教过程	3	3	2	1～0	
		操作认真,勤于思考	4	4	3	2～0	
操作过程	操作前准备	搬移显微镜手法正确,认真检查显微镜	5	5	4	3～0	
		操作台准备:台面清洁、无杂物、光线充足	2	2	1	0	
		复习理论,用物准备(少备一种扣0.5分)	3	3	2	1～0	
	操作中	根据需要缩放光圈,升降聚光器,调节光量	3	3	2	1～0	
		低倍镜确定观察部位后移至视野中央换高倍镜	7	7	6	5～0	
		缓慢转动粗调节,再用细调节调至图像清晰	5	5	4～3	2～0	
		有序观察指定的病理组织切片,正确识别病变并按时完成	20	20	19～10	9～0	
		端坐,观察时左眼窥镜,右眼记录绘图	10	10	9～5	4～0	
		显微镜擦净后,物镜转为"八"字形并降低,下降聚光器	5	5	4～3	2～0	
	操作后整理	正确处理玻片标本,实验器材物归原处	3	3	2	1～0	
		使用后的废物分类处置,放入指定地方	2	2	1	0	
		认真检查显微镜,搬移手法正确,送至显微镜室,清扫地面,整理实验室	5	5	4	3～0	
评　价		态度端正,操作规范,认真练习	5	5	4～2	1～0	

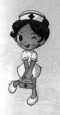

续表

项 目	评价内容	分值	评分等级及分值			得分及扣分依据
			A	B	C	
完成实训报告	认真完成实训报告	5	5	4	3～0	
总 分		100				

实验教师签名：　　　　　　　　　　　　　　　　实训时间：

局部血液循环障碍大体标本实训考核评分标准

班级：_____　　姓名：_____　　学号：_____　　得分：_____

项 目		评价内容	分值	评分等级及分值			得分及扣分依据
				A	B	C	
实训素质		仪表端庄,工作服整洁	5	5	4～3	2～0	
		安静、有秩序,提前5 min进入实验室,不携带与实验无关的物品	5	5	4～3	2～0	
实训态度		听课认真,注意力集中	3	3	2	1～0	
		细心观察示教过程	3	3	2	1～0	
		操作认真,勤于思考	4	4	3	2～0	
操作过程	操作前准备	搬移大体标本手法正确,认真检查是否漏液	5	5	4	3～0	
		操作台准备:台面清洁、无杂物、光线充足	5	5	4	3～0	
	操作中	正确识别大体标本是何组织、器官	3	3	2	1～0	
		观察大体标本,指出标本的病变部位	7	7	6	5～0	
		识别、描述指定的病理大体标本的病变特点,能按时完成	20	20	19～10	9～0	
		根据结果分析,作出正确病理诊断	10	10	9～5	4～0	
		观察标本时理论联系实际	5	5	4～3	2～0	
		操作过程井然有序,保持安静	5	5	4～3	2～0	
	操作后整理	大体标本、实验器材物归原处	3	3	2	1～0	
		使用后的废物分类处置,放入指定地方	2	2	1	0	
		清扫地面,整理实验室	5	5	4	3～0	
评 价		态度端正,操作规范,认真练习	5	5	4～2	1～0	
完成实训报告		认真完成实训报告	5	5	4	3～0	
总 分			100				

实验教师签名：　　　　　　　　　　　　　　　　实训时间：

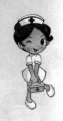

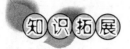

血小板在血栓形成中的作用

血栓形成是局部血液循环障碍最常见的病理过程之一。血栓形成的条件目前公认由魏尔啸提出的三个要素:血流、血管壁和凝血成分,即"魏尔啸三要素"。其中,心血管内皮细胞损伤是最重要的条件,血小板的活化在血栓形成过程中起至关重要的作用,主要表现为以下三种连续的反应。

1. 黏附反应:心血管内皮损伤,在 vWF(血管性血友病因子)作用下血小板黏附于血管内皮下胶原纤维上。

2. 释放反应:黏附的血小板被激活,释放多种凝血物质(ADP、5-HT),产生 TXA_2,促使更多血小板黏集。

3. 黏集反应:在血小板黏集成堆后,血小板还可与纤维蛋白和纤维连接蛋白黏附。血小板黏集堆形成初期是可逆的,随着外源性凝血过程的激活,凝血酶的产生与血小板表面的受体结合,血小板黏集堆进一步增大、收缩,变为不可逆性血小板融合团块,成为血栓形成的起点。

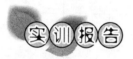

实训二 局部血液循环障碍

班级:＿＿＿＿＿＿＿＿ 姓名:＿＿＿＿＿＿＿＿ 学号:＿＿＿＿＿＿＿＿ 得分:＿＿＿＿＿＿＿＿

1. 观察描述肺淤血、肝淤血、肺出血性梗死、肾贫血性梗死等大体形态。

2. 观察下列图片,简要描述其病变特点并作出正确的病理诊断。

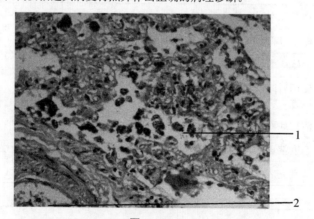

图 1-2-1

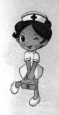

①请描述图1-2-1的病变特点：

②图1-2-1中标示的1是_____,2是_____。

③观察图片后你作出的病理诊断是：

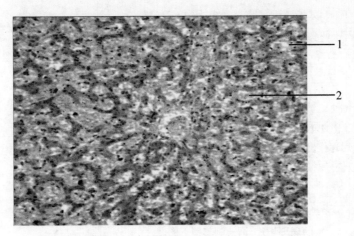

图 1-2-2

①请描述图1-2-2的病变特点：

②图1-2-2中标示的1是_____,2是_____。

③观察图片后你作出的病理诊断是：

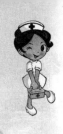

图 1 - 2 - 3

①请描述图 1 - 2 - 3 的病变特点：

②图 1 - 2 - 3 中标示的 1 是_____,2 是_____。

③观察图片后你作出的病理诊断是：

3. 选择一张已观察的病理切片,请绘制其镜下图。

4. 回答病例讨论中的讨论题。

病例一

(1) 左股静脉内有什么病变？为什么能形成这种病变？为什么股动脉无此改变？

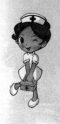

（2）肺动脉内为何种病变？根据是什么？

病例二

（1）根据临床特点，你认为此病人出现了哪些病变？

（2）运用所学知识，描述病变器官的基本病理变化。

病例三

（1）该患者血栓形成的原因是什么？

（2）血栓是何种类型？描述其大体及镜下特点。

病例四

（1）羊水栓塞的发生机制是什么？

（2）试分析产妇死亡的原因。

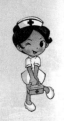

实训三　炎　症

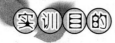

1. 掌握炎症局部的基本病变。
2. 识别炎症组织中各种炎细胞,了解它们在炎症过程中的意义。
3. 掌握各种炎症的形态病变,并联系各自的主要临床表现。
4. 学习运用炎症发生发展的规律,制定炎症性疾病的防治原则。

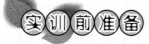

1. 复习相关组织、器官的正常结构。
2. 复习已学的炎症基本理论知识。

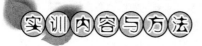

项目1　大体标本观察

一、实训方法

1. 肉眼观察、识别标本是何器官。
2. 寻找炎症病变部位,观察、识别炎症病变特点并加以描述。
3. 作出正确的病理诊断。
4. 联系镜下病变并分析对机体的影响。

二、实训内容及观察要点

1. 纤维蛋白性心包炎(绒毛心)　心包壁层已被剪去,心外膜(脏层)表面粗糙,覆以一层灰黄色渗出物,呈絮状或条索状,分布大致均匀,似毛巾的表面。
2. 假膜性肠炎(菌痢)　结肠黏膜表面有一层灰黄色的假膜被覆,并有小片的脱落,

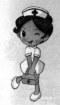

形成多数浅表性溃疡。肠壁因充血、水肿而增厚。

3. 假膜性炎(白喉) 气管及支气管由背侧剪开,黏膜面自咽喉部沿气管、支气管覆有一层灰白色膜状渗出物,即假膜。会厌及喉部之假膜附着紧密(固膜),气管及支气管中假膜大部分剥离或脱落(浮膜),其深部之黏膜粗糙无光泽。肺的切面结构较疏松,部分标本有小灶性实化区。

4. 出血性肠炎(肠道炭疽) 标本为空肠一段,肠壁肿胀呈灰褐色或黑褐色,无光泽,黏膜完整,绒毛可辨。

5. 蜂窝织性阑尾炎 阑尾肿胀,浆膜面可见小血管扩张充血,浆膜下结构污秽不清,部分区域有出血或附有灰黄色的脓性渗出物,切面显示阑尾全层充血、水肿,黏膜部分区域坏死、脱落。

6. 脑脓肿 脑实质内圆形脓腔,内附少量黄绿色稠厚脓液,外周纤维包裹(脓肿壁),边界清楚,附近脑组织外观尚正常,脓肿侧脑半球较对侧肿胀。

7. 肺脓肿 肺内多个散在分布的黄绿色化脓灶,边界清楚,部分病灶内之脓液已排出,仅剩圆形的脓腔,其余肺组织因充血呈暗红色。

8. 肠黏膜炎性息肉 肠壁增厚,部分黏膜因上皮增生而形成多数短小的黏膜突起,即为息肉。

9. 慢性扁桃体炎 扁桃体显著肿大,部分表面覆有少许灰白色渗出物。

10. 乙型脑炎 脑膜透明,充血,脑回轻度肿胀,切面见皮质或基底核内散在有多数针头大小的软化灶。

11. 胃黏膜糜烂 胃底部可见多数点状散在分布的黏膜缺损,表面出血,呈暗棕色,此种浅表的上皮缺损即为糜烂。

12. 胃溃疡 胃小弯处见一圆形凹陷缺损,边缘整齐,底部平坦。切面见肌层破坏,代以大量灰白色瘢痕组织。

项目 2　病理切片观察

一、实训方法

1. 由低倍镜到高倍镜观察、识别切片是何组织。
2. 寻找病变部位,观察、识别病变特点并加以描述。
3. 作出正确的病理诊断。
4. 联系大体病变并分析对机体的影响。

二、实训内容及观察要点

1. 假膜性肠炎(菌痢) 肠黏膜浅表部分的上皮细胞坏死、脱落,代之以一层纤维蛋白性渗出物(假膜)。高倍镜下见假膜主要由纤维蛋白细丝交织而成,其间网罗着中性粒

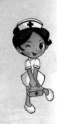

细胞及上皮细胞的碎屑,整个肠壁特别是黏膜及黏膜下层明显充血、水肿及灶性出血,并有少量中性粒细胞及单核细胞浸润。

2. **蜂窝织性阑尾炎** 此为阑尾的横切面,黏膜层、黏膜下层、肌层及浆膜层充血,结构疏松,有大量炎细胞浸润,以中性粒细胞为主,分布弥漫。腔内积有纤维蛋白性脓性渗出物,部分区域黏膜上皮坏死脱落,黏膜下部分区域结构疏松明显,可见伊红均质的水肿液积集,浆膜表面附有少量纤维蛋白及脓细胞。

3. **肺脓肿** 肉眼示肺组织内有呈圆形紫色的致密病灶,即脓肿。镜下见脓肿灶内的肺组织已被破坏,积集以大量中性粒细胞及脓细胞。病灶边界清楚,周围肺组织充血,肺泡壁内亦有炎细胞浸润,包括中性粒细胞、淋巴细胞及单核细胞。

4. **慢性扁桃体炎** 扁桃体的淋巴组织增生,淋巴滤泡明显增多,生发中心增大,其中部分巨噬细胞的胞质内可见核碎屑(吞噬现象)。部分隐窝表面所覆之鳞形上皮坏死脱落,有炎细胞浸润,主要为淋巴细胞及浆细胞。

5. **慢性宫颈炎** 黏膜上皮下及腺腔周围大量炎细胞浸润,主要为淋巴细胞、浆细胞及单核细胞,腺体分泌旺盛,部分腺腔扩张,内贮黏液。

6. **炎性息肉(宫颈或鼻)** 肉眼见组织呈瓜子形,较窄的一端有蒂。镜下除蒂部外,组织四周均有被覆上皮覆盖(鳞状或柱状,后者部分区域有增生),间质较疏松,毛细血管增生、扩张、充血,有较多淋巴细胞和浆细胞,以及少量中性和嗜酸性粒细胞浸润,尤其以顶端为明显。蒂部组织较致密,有较大血管。

7. **肉芽肿性炎(肺粟粒性结核)** 肺组织中见许多大小相似的结节状病灶,病灶常由几个(2~3个)结核结节组成,结核结节的中央见朗罕巨细胞(细胞体积大而不规则,核多排列于细胞的周边),周围是类上皮细胞(细胞呈多角形,界限不清,胞质丰富,核椭圆形,染色质稀疏)。再外围见淋巴细胞和大单核细胞,有的结节中央发生干酪样坏死(染成伊红色一片,细胞核消失或见少量细胞核碎屑)。

8. **各种炎细胞** 标本为一发生感染的肿瘤组织,各种炎细胞的形态如下:

• 中性粒细胞:高倍镜观察,细胞质染成淡粉红色,细胞紫蓝色、分叶状(多为2~3叶)。

• 单核细胞:低倍镜观察,细胞体积较大,胞质丰富,核呈椭圆形或肾形,常偏于细胞一侧。高倍镜观察,核染色质分布均匀,着色较浅。

• 嗜酸性粒细胞:高倍镜观察,此种细胞形态与中性粒细胞相似,不同之处是其胞浆内可见嗜酸性颗粒。

• 淋巴细胞:体积较小,核呈圆形、深蓝色,胞质极少。

• 浆细胞:高倍镜观察,大多数浆细胞呈椭圆形,核偏位,染色质呈车轮状排列,胞质较丰富,略嗜碱性。

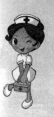

项目3 病例讨论

病例一

患儿,李某,男性。3 d前出现精神萎靡,食欲减退,昨早起床后感右上肢内侧疼痛并红肿,伴有低热。当晚患部疼痛加剧,红肿明显,患肢不敢活动,并有发热、头痛和头昏,今日上午来院就诊。

局部检查:右上肢内侧有2 cm×3 cm红肿区,略隆起,触之有波动感,体表发热,压痛明显,活动受限,同侧腋窝淋巴结肿大,有触痛。

体温39.5℃,白细胞计数23×10⁹/L,分类:中性粒细胞90%并有核左移(其中杆状核白细胞4%)和中毒颗粒,淋巴细胞10%。

诊断:右上肢脓肿。

入院后手术切开,排出黄色黏稠脓液10 ml并给抗生素治疗痊愈出院。

讨论题:

(1) 本病例诊断依据是什么?

(2) 为什么会出现红、肿、热、痛和功能障碍等临床表现?

病例二

周某,男性,学生。转移性右下腹部疼痛24 h。入院前24 h突然上腹部及脐部附近持续性疼痛并阵发性加剧。曾服用"驱蛔虫药",服后症状未减。昨晚8时许疼痛转到右下腹部,呕吐一次,呕吐物为清水。今晨解稀薄大便一次,有畏寒发热,下午1时来院急诊。体温38.9℃,脉搏96次/分,呼吸25次/分,血压110/74 mmHg。右下腹壁紧张,麦氏点压痛明显,反跳痛(+),白细胞总数21×10⁹/L,中性白细胞90%。

病理检查:阑尾一条,长7 cm,显著肿胀,末端膨大,直径达1.5 cm,表面高度充血,覆以黄白色渗出物,阑尾腔内充满脓液。镜检:阑尾壁各层均显著充血、水肿,为大量中性白细胞弥漫浸润,黏膜坏死,腔内为大量脓细胞。浆膜面大量纤维蛋白及中性白细胞渗出。

讨论题:

(1) 本例阑尾发生了什么炎症? 病变特点如何?

(2) 如不及时手术可能会发生什么后果?

(3) 试解释病人的临床症状。

病例三

郑某,男性,29岁,工人。1 h前因救火被烧伤。面部和背部皮肤大片红斑,并形成大疱,疱壁薄伴剧痛。部分水疱破裂,不断溢出淡黄色液体。两前臂皮肤呈焦痂,微痛。体温38.2℃,脉搏92次/分,呼吸20次/分,血压94/70 mmHg。白细胞总数12×10⁹/L,中性白细胞80%。

入烧伤病房后经清创、抗休克治疗,给予暴露疗法,病情逐渐好转,表面结痂。20 d后两臂焦痂脱落,露出肉芽面,后经自体植皮而愈合。住院2个月痊愈出院,胸背部遗留

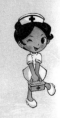

色素沉着和疤痕。

讨论题:

(1) 面部、胸及背部皮肤发生了什么炎症?为什么剧痛?

(2) 前臂皮肤病变属于什么炎症?为什么疼痛反而轻?

(3) 为什么两前臂需要植皮?

病例四

王某,女性,17岁,学生。患者因近两天自感浑身发热,头痛,全身肌肉酸痛,食欲减退,来我院门诊检查,以"发热待查"收治入院。

体检:体温39.4 ℃,脉搏100次/分,呼吸20次/分,血压100/70 mmHg,咽部充血,两肺呼吸音稍粗糙,未闻啰音。心律齐,腹软,肝、脾未及。胸透(—)。

化验:白细胞总数19.3×10^9/L,中性白细胞83%。大便黄色糊状,蛔虫卵(—)。尿(—)。

入院后给予抗生素及输液治疗,在输液过程中出现畏寒、浑身发抖、烦躁不安,测体温41.9 ℃,心率120次/分,呼吸浅促。停止输液,肌注异丙嗪一支,并给予酒精擦浴,头部置冰袋。次日,体温渐降,出汗较多,继续输液及抗生素治疗,3 d后体温退至37 ℃,除感乏力外无不适。住院6 d后治愈出院。

讨论题:

(1) 输液过程中出现畏寒、浑身发抖、体温升高(41.9 ℃)等属何种反应?为什么?

(2) 解释一系列临床表现如头痛、烦躁不安、食欲减退、出汗较多以及脉搏、呼吸、心率等改变是否与发热有关。

(3) 为什么对病人采用酒精擦浴、头部置冰袋?

病例五

夏某,女性,14岁,农民。6月23日上午割猪草时被五步蛇咬伤右手背。当时剧痛,哭跳不休,随后其伙伴用绳结扎患肢肘关节上方,中午患肢肿胀蔓延至同侧肩部,前臂出现紫色淤血斑及血泡,有的连成一片。次日肿胀更甚,伤口烧灼疼痛难以忍受,并有头晕、头痛、恶心、呕吐,精神紧张、烦躁,有时神志模糊。

体检:体温38 ℃,呼吸22次/分,脉细弱96次/分。唇、甲发绀,面部青紫,全身皮肤均有瘀点、瘀斑可见。右手背有两个蛇咬牙痕,相距3 cm,伤口有血迹。左前臂极度肿胀,压痛,患肢温度降低。

治疗经过:患者经卫生院治疗,3 d后全身症状减轻,但右前臂肿胀不退。5 d后全身症状又加重,体温升高,前臂溃烂,知觉消失,即转市医院作截肢手术。截肢处明显肿胀、湿润,手背抽烂,有臭味。

讨论题:

(1) 请对患者右前臂的病变作出诊断。

(2) 分析右前臂病变的发生原因。

(3) 病人为什么出现全身症状?

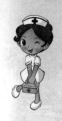

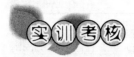

在实训过程中或之后,对学生观察标本和切片的效果进行考核。计入成绩。评分标准附后。

炎症病理切片实训考核评分标准

班级:＿＿＿＿＿＿　姓名:＿＿＿＿＿＿　学号:＿＿＿＿＿＿　得分:＿＿＿＿＿＿

项　目		评价内容	分值	评分等级及分值			得分及扣分依据
				A	B	C	
实训素质		仪表端庄,工作服整洁	5	5	4～3	2～0	
		安静、有秩序,提前 5 min 进入实验室,不携带与实验无关的物品	5	5	4～3	2～0	
实训态度		听课认真,注意力集中,保持安静	3	3	2	1～0	
		细心观察示教过程	3	3	2	1～0	
		操作认真,勤于思考	4	4	3	2～0	
操作过程	操作前准备	搬移显微镜手法正确,认真检查显微镜	5	5	4	3～0	
		操作台准备:台面清洁、无杂物、光线充足	2	2	1	0	
		复习理论,用物准备(少备一种扣0.5分)	3	3	2	1～0	
	操作中	根据需要缩放光圈,升降聚光器,调节光量	3	3	2	1～0	
		低倍镜确定观察部位后移至视野中央换高倍镜	7	7	6	5～0	
		缓慢转动粗调节,再用细调节调至图像清晰	5	5	4～3	2～0	
		有序观察指定的炎症病理切片,正确识别病变并按时完成	20	20	19～10	9～0	
		端坐,观察时左眼窥镜,右眼记录绘图	10	10	9～5	4～0	
		显微镜擦净后,物镜转为"八"字形并降低,下降聚光器	5	5	4～3	2～0	
	操作后整理	正确处理玻片标本、实验器材物归原处	3	3	2	1～0	
		使用后的废物分类处置,放入指定地方	2	2	1	0	
		认真检查显微镜,搬移手法正确,送至显微镜室,清扫地面,整理实验室	5	5	4	3～0	

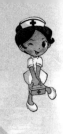

续表

项 目	评价内容	分值	评分等级及分值			得分及扣分依据
			A	B	C	
评 价	态度端正,操作规范,认真练习	5	5	4～2	1～0	
完成实训报告	认真完成实训报告	5	5	4	3～0	
总 分		100				

实验教师签名： 实训时间：

炎症大体标本实训考核评分标准

班级：_____ 姓名：_____ 学号：_____ 得分：_____

项 目		评价内容	分值	评分等级及分值			得分及扣分依据
				A	B	C	
实训素质		仪表端庄,工作服整洁	5	5	4～3	2～0	
		安静、有秩序,提前5 min进入实验室,不携带与实验无关的物品	5	5	4～3	2～0	
实训态度		听课认真,注意力集中	3	3	2	1～0	
		细心观察示教过程	3	3	2	1～0	
		操作认真,勤于思考	4	4	3	2～0	
操作过程	操作前准备	搬移大体标本手法正确,认真检查是否漏液	5	5	4	3～0	
		操作台准备:台面清洁、无杂物、光线充足	5	5	4	3～0	
	操作中	正确识别大体标本是何组织、器官	3	3	2	1～0	
		观察大体标本,指出标本的病变部位	7	7	6	5～0	
		识别、描述指定的炎症大体标本的病变特点,能按时完成	20	20	19～10	9～0	
		根据结果分析,作出正确病理诊断	10	10	9～5	4～0	
		观察标本时理论联系实际	5	5	4～3	2～0	
		操作过程井然有序,保持安静	5	5	4～3	2～0	
	操作后整理	大体标本、实验器材物归原处	3	3	2	1～0	
		使用后的废物分类处置,放入指定地方	2	2	1	0	
		清扫地面,整理实验室	5	5	4	3～0	
评 价		态度端正,操作规范,认真练习	5	5	4～2	1～0	
完成实训报告		认真完成实训报告	5	5	4	3～0	
总 分			100				

实验教师签名： 实训时间：

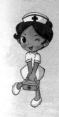

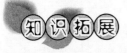

吲哚美辛、阿司匹林等药物的解热、镇痛、抗炎作用

体内有炎症引起机体发热和局部疼痛时,可以应用吲哚美辛、阿司匹林等药物,它们正是通过抑制花生四烯酸的代谢,减少前列腺素和白细胞三烯的产生,从而发挥解热、镇痛、抗炎作用的。

吞噬细胞的杀菌机制

依赖氧的机制:是指吞噬溶酶体内的细菌被具有活性的氧代谢产物如过氧化氢和次氯酸所杀灭。过氧化氢和次氯酸是吞噬细胞在吞噬过程中因一些酶被激活而产生的,具有较强的杀菌能力。

不依赖氧的机制:此机制主要依赖于溶酶体酶的作用,如溶酶体内的溶菌酶,可水解细菌的细胞壁,使其崩解;乳铁蛋白可夺取细菌的铁,从而抑制细菌的生长。

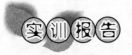

实训三 炎 症

班级:_____ 姓名:_____ 学号:_____ 得分:_____

1. 观察描述纤维蛋白性心包炎、蜂窝织性阑尾炎、假膜性炎的大体形态。

2. 观察下列图片,简要描述其病变特点,标出所示病变并作出正确的病理诊断。

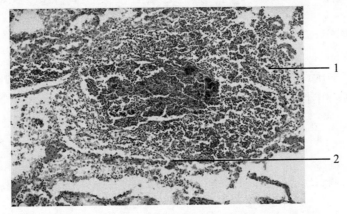

图1-3-1

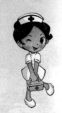

①请描述图1-3-1的病变特点：

②图1-3-1中标示的1是_____，2是_____。

③观察图片后你作出的病理诊断是：

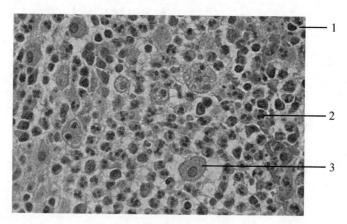

图1-3-2

①请描述图1-3-2的病变特点：

②图1-3-2中标示的1是_____，2是_____，3是_____。

③观察图片后你作出的病理诊断是：

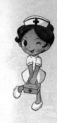

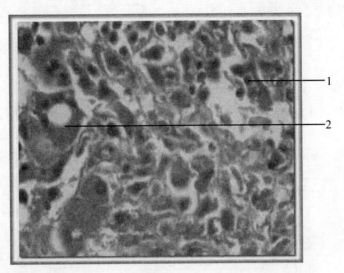

图 1 - 3 - 3

①请描述图 1 - 3 - 3 的病变特点：

②图 1 - 3 - 3 中标示的 1 是_____，2 是_____。

③观察图片后你作出的病理诊断是：

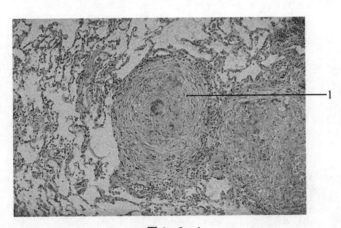

图 1 - 3 - 4

①请描述图 1 - 3 - 4 的病变特点：

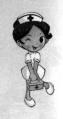

②图 1-3-4 中标示的 1 是＿＿＿＿＿＿。

③观察图片后你作出的病理诊断是:

3. 选择一张已观察的病理切片,绘制其镜下图。

4. 回答病例讨论中的讨论题。

病例一

(1) 本病例诊断的依据是什么?

(2) 为什么会出现红、肿、热、痛和功能障碍等临床表现?

病例二

(1) 本例阑尾发生了什么炎症? 病变特点如何?

(2) 如不及时手术可能会发生什么后果?

(3) 试解释病人的临床症状。

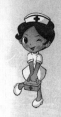

病例三

(1) 面部、胸及背部皮肤发生了什么炎症？为什么剧痛？

(2) 前臂皮肤病变属于什么炎症？为什么疼痛反而轻？

(3) 为什么两前臂需要植皮？

病例四

(1) 输液过程中出现畏寒、浑身发抖、体温升高(41.9 ℃)等属何种反应？为什么？

(2) 解释一系列临床表现如头痛、烦躁不安、食欲减退、出汗较多以及脉搏、呼吸、心率等改变是否与发热有关。

(3) 为什么对病人采用酒精擦浴、头部置冰袋？

病例五

(1) 请对患者右前臂的病变作出诊断。

(2) 分析右前臂病变的发生原因。

(3) 病人为什么出现全身症状？

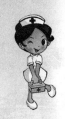
实训四　肿　瘤

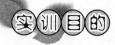

1. 学会观察、描述各种肿瘤大体标本和病理切片,分辨其良恶性。
2. 通过观察标本所见,分析各种肿瘤对机体的影响。
3. 学会理论联系实际,养成实事求是的科学态度和方法。

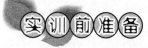

1. 复习相关组织、器官的正常结构。
2. 复习已学的肿瘤基本理论知识。

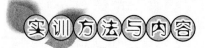

项目1　大体标本观察

一、实训方法

1. 肉眼观察、识别标本是何器官。
2. 寻找肿瘤病变部位,观察、识别肿瘤病变特点并加以描述。
3. 作出正确的病理诊断。
4. 联系镜下病变并分析对机体的影响。

二、实训内容及观察要点

1. 脂肪瘤　肿瘤为分叶状肿块,黄色脂肪样,质软,有包膜,边界清楚,呈膨胀性生长。
2. 子宫平滑肌瘤　单个或多个大小不一球形肿块,质较硬,切面呈编织状有包膜,灰白灰红色,膨胀性生长,与子宫肌分界清楚(可分为子宫肌壁间、黏膜下和浆膜下子宫平滑肌瘤三种)。

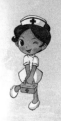

3. 甲状腺腺瘤 甲状腺组织内见一圆形结节状肿块,包膜完整,边界清楚。

脂肪瘤

子宫平滑肌瘤

甲状腺腺瘤

4. 卵巢囊腺瘤 卵巢肿物为囊性,单房或多房,浆液性囊腺瘤囊内含淡黄澄清的液体,黏液性囊腺瘤囊内含有黏液。

5. 卵巢畸胎瘤 肿瘤体积较大,包膜完整,表面光滑,呈圆形、囊性,切面多为单房,囊内含有皮脂、毛发、牙齿等多种成分。

6. 结肠多发性息肉 结肠一段,黏膜面见数十个大小不一的肿块突向肠腔,肿块呈息肉状,底部有细蒂与肠黏膜相连。

卵巢浆液性囊腺癌

卵巢畸胎瘤

结肠多发性息肉

7. 肝海绵状血管瘤 标本为部分肝脏组织,切面见暗黑色(福尔马林液固定)病变区,直径约 4 cm,呈海绵状,无包膜。

8. 黑色素瘤 肿瘤组织边界不清,无包膜,呈灰黑色。

9. 乳腺癌 表面见乳头下陷,乳头周围皮肤呈橘皮样外观。肿瘤多位于乳房外上象限,肿块质地硬,单发性,切面肿瘤灰白色,呈蟹足状生长,与周围组织及皮肤相连,分界不清。

肝海绵状血管瘤

直肠恶性黑色素瘤

乳腺癌

10. 胃癌 胃大部切除标本,癌组织为灰白、质硬的肿块。好发于胃小弯近幽门部位,溃疡型者在胃小弯处有一直径约 4 cm 的溃疡,溃疡边缘隆起,底部高低不平,有出血。浸润型者癌组织向整个胃壁组织内浸润,胃壁增厚,胃黏膜皱襞消失。息肉型者肿瘤向胃腔内生长呈息肉或蕈伞状。

11. 阴茎癌 阴茎之龟头明显肿大,表面可见肿块呈菜花状隆起,质硬、干燥,切面见癌组织向深层浸润性生长,与正常组织分界不清。

12. 膀胱癌 标本为部分膀胱,多见于膀胱侧壁和膀胱三角近输尿管开口附近,在膀胱黏膜面见灰白质硬的乳头状肿块向表面突出,切面上肿瘤向膀胱壁内浸润生长。

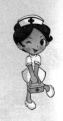

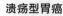

溃疡型胃癌

阴茎癌

膀胱乳头状癌

13. 转移性肺癌　多个癌结节散在分布在肺表面,切面见肿瘤呈灰白色,大小较一致,无包膜,但边界尚清楚。

14. 骨肉瘤　股骨下端明显肿大呈纺锤状,切面见瘤组织灰白色,已破坏骨干,呈放射状向四周扩展,并浸润到周围软组织。

15. 纤维肉瘤　肿瘤无完整包膜,切面呈灰白灰红色,质地软且均匀一致。

16. 恶性淋巴瘤　标本为部分肠壁与肠系膜组织,肠系膜处多个淋巴结肿大并相互融合成较大肿块,肿瘤切面呈鱼肉状,质地软且均匀一致。

肺癌

骨肉瘤

纤维肉瘤

恶性淋巴瘤

项目 2　病理切片观察

一、实训方法

1. 由低倍镜到高倍镜观察、识别切片是何组织。

2. 寻找病变部位,观察、识别病变特点并加以描述。

3. 作出正确的病理诊断。

4. 联系大体病变并分析对机体的影响。

二、实训内容及观察要点

1. 皮肤乳头状瘤　低倍镜:皮肤的鳞状上皮向表面形成多个乳头状突起,每个乳头表面被覆的鳞状上皮明显增生,细胞层次增多,其中央为增生的含血管的结缔组织。高倍镜:瘤细胞分化好,未向基底膜下浸润生长。

皮肤乳头状瘤
切片号:15

2. 鳞状细胞癌　低倍镜:癌细胞呈大小不等的团块状和条索状,间质较少。高倍镜:癌巢中央有同心圆状的角化珠,癌细胞大小不等、形态多样、核大深染,可见病理性核分裂。(图1-4-1)

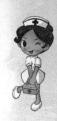

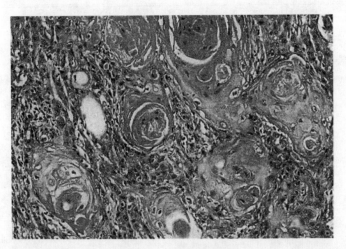

图 1 - 4 - 1 鳞状细胞癌

3. 淋巴结转移性腺癌 低倍镜：淋巴结结构大部分被转移性腺癌破坏，癌细胞排列成大小不等、形状不一、不规则腺管状结构，与间质分界明显。高倍镜：腺管有共壁和背靠背现象，癌细胞层次多，核大深染，核膜厚，可见病理性核分裂（图 1 - 4 - 2）。

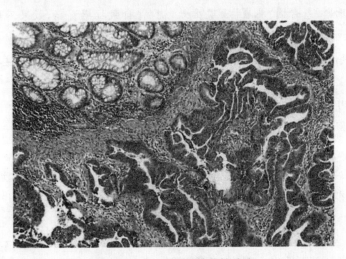

图 1 - 4 - 2 淋巴结转移性腺癌

4. 肝细胞癌 低倍镜：切片部分为正常肝组织，部分已发生癌变。癌变区内细胞数目多，大小不一，排列紊乱，有明显异性。高倍镜：癌细胞大小不一，核大深染，核分裂象多见。肝癌组织周边的肝细胞因受压而萎缩。

肝细胞癌
切片号：18

5. 纤维肉瘤 低倍镜：肿瘤细胞呈胖梭形，似成纤维细胞，弥漫分布，间质少、不易分辨。高倍镜：瘤细胞大小不一，核大深染，可见多量核分裂。（图 1 - 4 - 3）

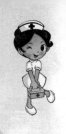

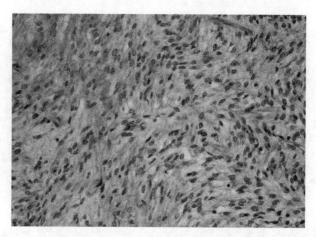

图 1-4-3 纤维肉瘤

项目3 病例讨论

病例一

患者,男,58岁,主诉:咳嗽、胸痛2个月,痰中带血1周入院。

2个月前开始,患者因"感冒"出现咳嗽、胸痛,自服抗感冒药,效果不佳,咳嗽时好时坏,1周前咳嗽咳痰、痰中带血。自述有吸烟史30余年。

检查:一般情况好,X线胸片显示右肺近肺门处有一 3 cm×4 cm 密度增高阴影。

讨论题:

(1) 患者可能患有什么病? 如要确诊还需做什么检查?

(2) 本例需要与哪些疾病相鉴别?

病例二

患者,男,58岁,颈部包块渐增大两月余。两个月前,无意中扪及颈部有蚕豆大小结节,不红不热,无疼痛,未引起足够重视。近一个月来,结节逐渐长大至 3 cm×3 cm,不红,无压痛。

讨论题:

(1) 该患者颈部可能发生哪些性质的病变?

(2) 可以做何种检查以进一步确定诊断?

(3) 这些病变的镜下特点有哪些?

病例三

患者,男,50岁,颈、腰部酸胀疼痛两月余。临床考虑为慢性腰肌劳损,行止痛治疗缓解。之后疼痛逐渐加剧,仍以服药、按摩等治疗可缓解。在治疗过程中,患者出现咳嗽、咳血丝痰。患者既往身体健康,嗜烟酒。实验室检查:白细胞计数 $6×10^9$/L,中性粒细胞62%,淋巴细胞36%。X线检查示颈椎、腰椎有骨质破坏;左侧肺门处见4～5的占位性病变。

讨论题:

(1) 患者可能患有什么病? 诊断的依据是什么?

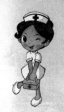

(2) 患者颈椎、腰椎的病变性质如何？描述其镜下病变特点。

病例四

患者,女,45岁,乳房包块一年,近一个月生长速度加快。一年前无意中发现左侧乳腺外上方有一黄豆大小肿块,不疼不红不热,未重视。近一个月肿块生长速度较快而就诊。体检:双侧乳房不对称,左侧外上方明显隆起,乳房皮肤表面呈橘皮样改变,乳头略下陷。扪之发现一直径约 3 cm 的包块,质地较硬,边界欠清楚,左侧腋下 2 个黄豆大小淋巴结。

讨论题:

(1) 该患者可能患有什么病？诊断的依据是什么？

(2) 乳房皮肤的局部表现是怎样形成的？

(3) 腋下淋巴结可能有什么病变？

病例五

患者,男,60岁,患慢性萎缩性胃炎 5 年,近半年来食欲缺乏,疼痛加剧且无规律性,伴有消瘦、乏力、贫血等,有时大便呈黑色。体检:神志清,明显消瘦,精神不振,上腹部饱满,可扪及包块,左锁骨上淋巴结肿大、质硬。实验室检查:红细胞 $3.2×10^{12}$/L,血红蛋白 55 g/L,大便潜血(＋＋＋)。

讨论题:

(1) 患者可能患有何种疾病？诊断的依据是什么？

(2) 可以做何种检查以进一步确定诊断？

(3) 该病变的镜下特点有哪些？

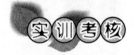

在实训过程中或之后,对学生观察标本和切片的效果进行考核。计入成绩。评分标准附后。

肿瘤病理切片实训考核评分标准

班级:＿＿＿＿＿＿ 姓名:＿＿＿＿＿＿ 学号:＿＿＿＿＿＿ 得分:＿＿＿＿＿＿

项　目	评价内容	分值	评分等级及分值			得分及扣分依据
			A	B	C	
实训素质	仪表端庄,工作服整洁	5	5	4~3	2~0	
	安静、有秩序,提前 5 min 进入实验室,不携带与实验无关的物品	5	5	4~3	2~0	
实训态度	听课认真,注意力集中,保持安静	3	3	2	1~0	
	细心观察示教过程	3	3	2	1~0	
	操作认真,勤于思考	4	4	3	2~0	

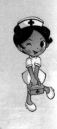

续表

项 目		评价内容	分值	评分等级及分值			得分及扣分依据
				A	B	C	
操作过程	操作前准备	搬移显微镜手法正确,认真检查显微镜	5	5	4	3~0	
		操作台准备:台面清洁、无杂物、光线充足	2	2	1	0	
		复习理论,用物准备(少备一种扣0.5分)	3	3	2	1~0	
	操作中	根据需要缩放光圈,升降聚光器,调节光量	3	3	2	1~0	
		低倍镜确定观察部位后移至视野中央换高倍镜	7	7	6	5~0	
		缓慢转动粗调节,再用细调节调至图像清晰	5	5	4~3	2~0	
		有序观察指定的肿瘤切片,正确识别病变并按时完成	20	20	19~10	9~0	
		端坐,观察时左眼窥镜,右眼记录绘图	10	10	9~5	4~0	
		显微镜擦净后,物镜转为"八"字形并降低,下降聚光器	5	5	4~3	2~0	
	操作后整理	正确处理玻片标本、实验器材物归原处	3	3	2	1~0	
		使用后的废物分类处置,放入指定地方	2	2	1	0	
		认真检查显微镜,搬移手法正确,送至显微镜室,清扫地面,整理实验室	5	5	4	3~0	
评 价		态度端正,操作规范,认真练习	5	5	4~2	1~0	
完成实训报告		认真完成实训报告	5	5	4	3~0	
总 分			100				

实验教师签名: 实训时间:

肿瘤大体标本实训考核评分标准

班级:＿＿＿＿＿＿　姓名:＿＿＿＿＿＿　学号:＿＿＿＿＿＿　得分:＿＿＿＿＿＿

项 目	评价内容	分值	评分等级及分值			得分及扣分依据
			A	B	C	
实训素质	仪表端庄,工作服整洁	5	5	4~3	2~0	
	安静、有秩序,提前5 min进入实验室,不携带与实验无关的物品	5	5	4~3	2~0	

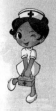

续表

项　目		评价内容	分值	评分等级及分值			得分及扣分依据
				A	B	C	
实训态度		听课认真,注意力集中	3	3	2	1～0	
		细心观察示教过程	3	3	2	1～0	
		操作认真,勤于思考	4	4	3	2～0	
操作过程	操作前准备	搬移大体标本手法正确,认真检查是否漏液	5	5	4	3～0	
		操作台准备:台面清洁、无杂物、光线充足	5	5	4	3～0	
	操作中	正确识别大体标本是何组织、器官	3	3	2	1～0	
		观察大体标本,指出标本的病变部位	7	7	6	5～0	
		识别、描述指定的肿瘤大体标本的病变特点,能按时完成	20	20	19～10	9～0	
		根据结果分析,作出正确病理诊断	10	10	9～5	4～0	
		观察标本时理论联系实际	5	5	4～3	2～0	
		操作过程井然有序,保持安静	5	5	4～3	2～0	
	操作后整理	大体标本、实验器材物归原处	3	3	2	1～0	
		使用后的废物分类处置,放入指定地方	2	2	1	0	
		清扫地面,整理实验室	5	5	4	3～0	
评　价		态度端正,操作规范,认真练习	5	5	4～2	1～0	
完成实训报告		认真完成实训报告	5	5	4	3～0	
总　分			100				

实验教师签名:　　　　　　　　　　实训时间:

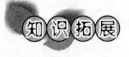

肿瘤的复发

肿瘤的复发是指肿瘤经过治疗后消失,经过一段时间又在同一部位发生相同组织类型的肿瘤,其根源是治疗后住有少量瘤细胞残留。肿瘤从消失到复发的时间间隔,短则几个月,长则十多年,可能与瘤细胞休眠和机体免疫状态有关。临床上常用“五年生存率”的统计指标来衡量肿瘤的恶性行为和对治疗的反应,即从确诊后经过治疗,生存五年的患者数占该种肿瘤同期患者总数的百分比。

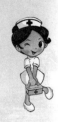

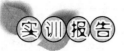

实训四　肿　瘤

班级：_____　　姓名：_____　　学号：_____　　得分：_____

1. 观察描述脂肪瘤、甲状腺瘤、乳腺癌、胃癌等大体形态。

2. 观察下列图片，简要描述其病变特点，标出所示病变并作出正确的病理诊断。

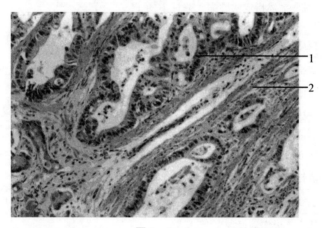

图 1 - 4 - 4

①请描述图 1 - 4 - 4 的病变特点：

②图 1 - 4 - 4 中标示的 1 是_____，2 是_____。

③观察图片后你作出的病理诊断是：

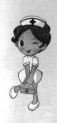

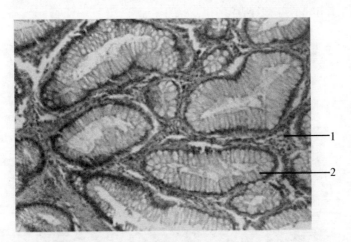

图 1-4-5

①请描述图 1-4-5 的病变特点：

②图 1-4-5 中标示的 1 是＿＿＿＿＿＿＿＿＿，2 是＿＿＿＿＿＿＿＿。

③观察图片后你作出的病理诊断是：

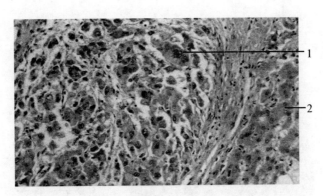

图 1-4-6

①请描述图 1-4-6 的病变特点：

②图 1-4-6 中标示的 1 是＿＿＿＿＿＿＿＿＿，2 是＿＿＿＿＿＿＿＿。

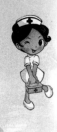
③观察图片后你作出的病理诊断是：

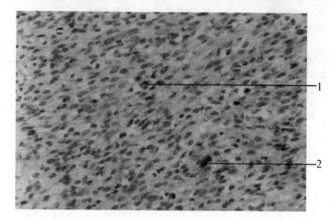

图 1-4-7

①请描述图 1-4-7 的病变特点：

②图 1-4-7 中标示的 1 是＿＿＿＿＿＿＿，2 是＿＿＿＿＿＿。

③观察图片后你作出的病理诊断是：

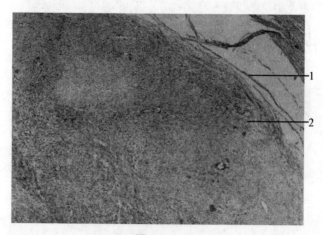

图 1-4-8

①请描述图 1-4-8 的病变特点:

②图 1-4-8 中标示的 1 是_____,2 是_____。

③观察图片后你作出的病理诊断是:

3. 选择一张已观察的病理切片,绘制其镜下图。

4. 回答病例讨论中的讨论题。

病例一

(1) 患者可能患有什么病? 如要确诊还需做什么检查?

(2) 本例需要与哪些疾病相鉴别?

病例二

(1) 该患者颈部可能发生哪些性质的病变?

(2) 可以做何种检查以进一步确定诊断?

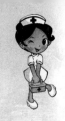
（3）这些病变的镜下特点有哪些？

病例三

（1）患者可能患有什么病？诊断的依据是什么？

（2）患者颈椎、腰椎的病变性质如何？描述其镜下病变特点。

病例四

（1）患者可能患有什么病？诊断的依据是什么？

（2）乳房皮肤的局部表现是怎样形成的？

（3）腋下淋巴结可能有什么病变？

病例五

（1）患者可能患有何种疾病？诊断的依据是什么？

（2）可以做何种检查以进一步确定诊断？

（3）该病变的镜下特点有哪些？

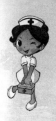

实训五 呼吸系统疾病

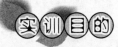

1. 掌握大叶性肺炎、小叶性肺炎的病变特点,熟悉其临床病理联系,了解两种肺炎的异同。

2. 学会识别慢性支气管炎、肺气肿、大叶性肺炎、小叶性肺炎、肺癌等大体标本形态学特征。

3. 学会观察大叶性肺炎(红色肝样变期、灰色肝样变期)、小叶性肺炎的镜下病变特点。

4. 在实践中培养学生认真学习、理论联系实际、实事求是的科学态度。

实训前准备

1. 复习相关组织、器官的正常结构。

2. 复习已学的呼吸系统疾病理论知识。

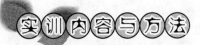

项目 1 大体标本观察

一、实训方法

1. 肉眼观察、识别大体标本是何器官(组织)。

2. 观察、识别该器官(组织)病变特点并加以描述。

3. 作出正确的病理诊断。

4. 联系镜下病变特点并分析对机体的影响。

二、实训内容及观察要点

1. 慢性支气管炎 病变常起始于较大的支气管,各级支气管均可受累。病变的支气管黏膜表面粗糙、充血、水肿,管腔内见大量黏性分泌物或脓性分泌物。

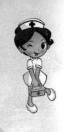

2. 肺气肿　气肿肺体积显著膨大,边缘钝圆,色泽灰白,表面常可见肋骨压痕或含气大囊泡,肺组织柔软而弹性差,指压后的压痕不易消退。切面呈海绵状、囊状或蜂窝状,可见扩大的肺泡囊腔,大者可超过 1 mm。

3. 大叶性肺炎

(1) 红色肝样变期:病变肺叶肿大,暗红色,质实如肝,切面实性、灰红,呈粗糙颗粒状。

(2) 灰色肝样变期:病变肺叶肿大,灰白色,质实如肝,切面实性、灰白、干燥、颗粒状。

4. 小叶性肺炎　两肺表面和切面可见多数散在、大小不等、形状不规则、灰白或灰黄色的实变病灶,多数直径在 1 cm 左右(相当于肺小叶范围)。病变区多含有 1～2 个细小支气管,管腔内常有脓性渗出物,严重者相互融合。

5. 肺癌

(1) 中央型肺癌:肺门部可见一个灰白色肿块,与主(叶)支气管关系密切,形状不规则或呈分叶状,支气管壁被癌组织侵犯破坏,肿瘤与肺组织分界不清。切面灰白色、干燥、质脆,可有坏死。

(2) 周围型肺癌:肺叶周边近胸膜处见单个结节或球形肿块,与支气管的关系不明显,肿瘤直径 2～8 cm,灰白色,边界较清楚,无包膜。

(3) 弥漫型肺癌:肺表面和切面可见大小不等的多发性结节,弥漫分布于多个肺叶,灰白色,质脆,与周围肺组织分界不清。

项目 2　病理切片观察

一、实训方法

1. 由低倍镜到高倍镜观察、识别切片是何组织。
2. 寻找病变部位,观察、识别病变特点并加以描述。
3. 作出正确的病理诊断。
4. 联系大体病变并分析对机体的影响。

二、实训内容及观察要点

1. 大叶性肺炎

(1) 红色肝样变期:低倍镜下观察,肺普遍实变,肺泡腔内充满大量渗出物。高倍镜下观察,肺泡壁毛细血管显著扩张,充血。肺泡腔内充满了大量渗出的纤维素和漏出的红细胞,其间夹杂少量中性粒细胞和巨噬细胞。纤维素连接成网并通过肺泡间孔与邻近肺泡中的纤维素网相连。

(2) 灰色肝样变期:高倍镜下观察,肺泡腔内渗出的纤维素继续增加,致密的纤维素网内有中性粒细胞,纤维素网通过肺泡孔互相连接的现象更为明显。红细胞则大部分溶解消失。肺泡壁毛细血管受压闭塞。

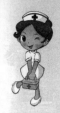

2. 小叶性肺炎

（1）低倍镜：肺组织内可见弥漫散在的灶性病变，病灶间的肺泡代偿性扩张。病变中心细支气管腔内有炎性渗出物，管壁充血，炎细胞浸润，其周围的肺泡腔内可见炎性水肿和渗出物。

（2）高倍镜：病变细支气管壁的纤毛柱状上皮脱落，管腔内、管壁及其周围的肺泡腔内可见大量中性粒细胞、少量纤维蛋白及个别单核细胞。部分病灶已超过细支气管所属小叶范围。病灶之间肺泡腔扩张，有多少不等的浆液和中性粒细胞渗出，肺泡壁毛细血管明显扩张充血。

项目3 病例讨论

病例一

患者，男，60岁。

主诉：胸闷、气促6年，加重伴腹胀、双下肢水肿10 d而入院。

病史摘要：15年来病人反复出现咳嗽、咳痰伴喘息，尤以春冬季为重。近6年以来，自觉胸闷、气促，活动后加重，近2年来休息时亦感呼吸困难，有时双下肢水肿。10 d前因感冒病情加重，出现腹胀，双下肢水肿，不能平卧。病人有40年吸烟史。

体格检查：体温38.5 ℃，呼吸30次/分（正常16～20次/分），脉搏110次/分（正常60～90次/分），血压105/75 mmHg（正常＜140/90 mmHg）。慢性病容，端坐呼吸，神志清楚，嘴唇发干，颈静脉怒张，桶状胸，叩诊过清音，听诊心音遥远，肝右肋缘下4 cm，剑突下6 cm，脾肋缘下可触及，腹部叩诊有移动性浊音，双下肢凹陷性水肿。实验室检查：WBC 12.0×10⁹/L[正常为(4～10)×10⁹/L]，中性粒细胞百分比80%（正常为50%～70%），PaO_2 8.36 kPa（正常为12.798～13.332 kPa），$PaCO_2$ 8.92（正常为4.666～5.999 kPa）。腹水穿刺常规检查：漏出液。

讨论题：

（1）根据所学的病理学知识，谈谈你的诊断和诊断依据。

（2）病人的肺、心、肝及脾有何病理变化？

（3）试分析病因和疾病的发展演变过程，解释相关的临床症状。

病例二

患者，王某，男，18岁，学生。酗酒后遭雨淋，于当天晚上突然起病，寒战、高热、胸痛、呼吸困难，继而咳嗽，咳铁锈色痰，其家长送当地医院就诊。听诊：左肺下叶有大量湿性啰音、触诊语颤增强；血常规：白细胞计数16×10⁹/L；X线检查：左肺下叶有大片致密阴影。入院经抗生素治疗，病情好转，各种症状逐渐消失；病人于入院后第7天自感无症状出院。

讨论题：

（1）根据主要临床表现作出病理诊断，并说明诊断依据。

（2）患者为何出现寒战、高热、白细胞计数增多？

（3）患者为什么会咳铁锈色痰？

（4）左肺下叶为什么会出现大片致密阴影？

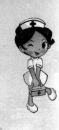

病例三

患儿,男,3 岁。因咳嗽、咳痰、气喘 7 d,加重 3 d 入院。体格检查:T:39.5 ℃,P:160 次/分,R:32 次/分。患儿呼吸急促、面色苍白,口唇青紫,精神萎靡,鼻翼扇动。两肺背侧下部可闻及湿性啰音。心率 160 次/分,心音钝,心律齐。实验室检查:WBC 24×10^9/L,N:82%,L:20%。X 线胸片:左右肺下叶可见灶状阴影。临床诊断:小叶性肺炎。

讨论题:

(1) 你是否同意临床诊断? 诊断依据是什么?

(2) 根据临床病理变化解释临床上出现的咳嗽、咳痰、呼吸困难、发绀、湿性啰音及 X 线胸片等表现。

(3) 根据本病例病变特点如何与大叶性肺炎鉴别?

病例四

患者,男,59 岁,因咳嗽、咳痰 2 个月,痰中带血 1 周入院。患者 2 个月前无明显诱因出现刺激性咳嗽,干咳为主,咳少量灰白色黏痰,偶有血丝。患者发病以来无发热、盗汗,无明显消瘦。曾于附近诊所按呼吸道感染服用抗生素及止咳药,效果欠佳。1 周来间断痰中带血,但无大量咯血,即来院就诊。

既往无肺炎、结核病。有 30 余年吸烟史,每天吸烟 2 包。近 10 年从事室内装修业务。

体格检查:一般情况好,体温 37 ℃,脉搏 80 次/分,呼吸 20 次/分,血压 130/80 mmHg。双侧锁骨上未扪及肿大淋巴结,X 线胸片显示右肺近肺门处有一 3 cm×3 cm 密度增高阴影。

讨论题:

(1) 患者有可能是什么病? 如需确诊还需做什么检查?

(2) 本病需要和哪些疾病相鉴别?

病例五

患者,男,36 岁,因气促入院。体检:体温 36.5 ℃,脉搏 106 次/分,呼吸 60 次/分。呼吸急促,发绀,两肺底有细湿啰音。肺活量 1 500 ml(正常成年男性为 3 500 ml)。血气分析:PaO_2 56 mmHg,$PaCO_2$ 35 mmHg(正常为 40 mmHg),pH 7.49(正常为 7.35~7.45)。

讨论题:

(1) 该病人发生了哪种类型的呼吸衰竭? 机制如何?

(2) 病人为什么发生呼吸困难?

(3) 该病人发生了哪种类型的酸碱平衡紊乱?

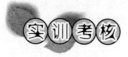

实验实训过程中或之后,对学生观察标本和切片的效果进行考核。计入成绩。评分标准附后。

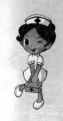

呼吸系统疾病病理切片实训考核评分标准

班级：_____ 姓名：_____ 学号：_____ 得分：_____

项 目		评价内容	分值	评分等级及分值			得分及扣分依据
				A	B	C	
实训素质		仪表端庄，工作服整洁	5	5	4～3	2～0	
		安静、有秩序，提前5 min进入实验室，不携带与实验无关的物品	5	5	4～3	2～0	
实训态度		听课认真，注意力集中，保持安静	3	3	2	1～0	
		细心观察示教过程	3	3	2	1～0	
		操作认真，勤于思考	4	4	3	2～0	
操作过程	操作前准备	搬移显微镜手法正确，认真检查显微镜	5	5	4	3～0	
		操作台准备：台面清洁、无杂物、光线充足	2	2	1	0	
		复习理论，用物准备（少备一种扣0.5分）	3	3	2	1～0	
	操作中	根据需要缩放光圈，升降聚光器，调节光量	3	3	2	1～0	
		低倍镜确定观察部位后移至视野中央换高倍镜	7	7	6	5～0	
		缓慢转动粗调节，再用细调节调至图像清晰	5	5	4～3	2～0	
		有序观察指定的病理切片，正确识别病变并按时完成	20	20	19～10	9～0	
		端坐，观察时左眼窥镜，右眼记录绘图	10	10	9～5	4～0	
		显微镜擦净后，物镜转为"八"字形并降低，下降聚光器	5	5	4～3	2～0	
	操作后整理	正确处理玻片标本、实验器材物归原处	3	3	2	1～0	
		使用后的废物分类处置，放入指定地方	2	2	1	0	
		认真检查显微镜，搬移手法正确，送至显微镜室，清扫地面，整理实验室	5	5	4	3～0	
评 价		态度端正，操作规范，认真练习	5	5	4～2	1～0	
完成实训报告		认真完成实训报告	5	5	4	3～0	
总 分			100				

实验教师签名： 实训时间：

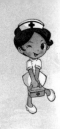
呼吸系统疾病大体标本实训考核评分标准

班级：＿＿＿＿＿＿＿　姓名：＿＿＿＿＿＿＿　学号：＿＿＿＿＿＿＿　得分：＿＿＿＿＿＿＿

项　目		评价内容	分值	评分等级及分值			得分及扣分依据
				A	B	C	
实训素质		仪表端庄，工作服整洁	5	5	4~3	2~0	
		安静、有秩序，提前5 min进入实验室，不携带与实验无关的物品	5	5	4~3	2~0	
实训态度		听课认真，注意力集中	3	3	2	1~0	
		细心观察示教过程	3	3	2	1~0	
		操作认真，勤于思考	4	4	3	2~0	
操作过程	操作前准备	搬移大体标本手法正确，认真检查是否漏液	5	5	4	3~0	
		操作台准备：台面清洁、无杂物、光线充足	5	5	4	3~0	
	操作中	正确识别大体标本是何组织、器官	3	3	2	1~0	
		观察大体标本，指出标本的病变部位	7	7	6	5~0	
		识别、描述指定的大体标本的病变特点，能按时完成	20	20	19~10	9~0	
		根据结果分析，作出正确病理诊断	10	10	9~5	4~0	
		观察标本时理论联系实际	5	5	4~3	2~0	
		操作过程井然有序，保持安静	5	5	4~3	2~0	
	操作后整理	大体标本、实验器材物归原处	3	3	2	1~0	
		使用后的废物分类处置，放入指定地方	2	2	1	0	
		清扫地面，整理实验室	5	5	4	3~0	
评　价		态度端正，操作规范，认真练习	5	5	4~2	1~0	
完成实训报告		认真完成实训报告	5	5	4	3~0	
总　分			100				

实验教师签名：　　　　　　　　　　　实训时间：

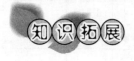

PM2.5

PM2.5又称细颗粒物、细粒、细颗粒，指环境空气中空气动力学当量直径小于等于2.5 μm的颗粒物。它能较长时间悬浮于空气中，其在空气中含量浓度越高，就代表空气

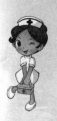

污染越严重。虽然PM2.5只是地球大气成分中含量很少的组分,但它对空气质量和能见度等有重要的影响。与较粗的大气颗粒物相比,PM2.5粒径小,面积大,活性强,易附带有毒、有害物质(重金属、微生物等),且在大气中的停留时间长、输送距离远,因而对人体健康和大气环境质量的影响更大。2013年10月17日,世界卫生组织下属国际癌症研究机构发布报告,首次指认大气污染对人类致癌,并视其为普遍和主要的环境致癌物。

早期肺癌和隐性肺癌

一般认为若发生于支气管以上的大支气管者,即中央型早期肺癌,其癌组织仅局限于管壁内生长,包括腔内型和管壁浸润型,后者不突破外膜,未侵及肺实质,且无局部淋巴结转移。发生于小支气管者,又称周边型早期肺癌,在肺组织内呈结节状,直径<2 cm,无局部淋巴结转移。

所谓隐性肺癌,指肺内无明显肿块,影像学检查阴性而痰细胞学检查癌细胞阳性,手术切除标本经病理学证实为支气管黏膜原位癌或早期浸润癌而无淋巴结转移。肺癌早期症状并不明显,一般没有特异性特征。待到肺癌晚期病情已经恶化,有很多症状表现出来,临床最为常见的有肺肿瘤疼痛,声音嘶哑,气促,胸腔积液,面、颈部水肿等。

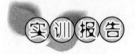

实训五 呼吸系统疾病

班级:＿＿＿＿＿＿＿＿ 姓名:＿＿＿＿＿＿＿＿ 学号:＿＿＿＿＿＿＿＿ 得分:＿＿＿＿＿＿＿＿

1. 观察描述慢性支气管炎、肺气肿、大叶性肺炎、小叶性肺炎、肺癌等大体标本形态学特征。

2. 观察下列图片,简要描述其病变特点,标出所示病变并作出正确的病理诊断。

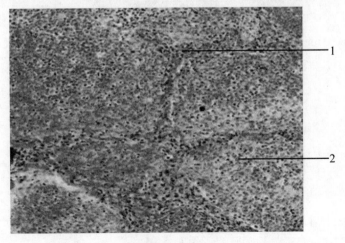

图 1-5-1

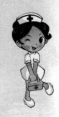
①请描述图1－5－1的病变特点：

②图1－5－1中标示的1是_____；2是_____。
③观察图片后你作出的病理诊断是：

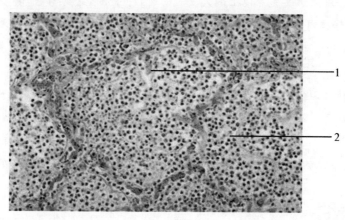

图1－5－2

①请描述图1－5－2的病变特点：

②图1－5－2中标示的1是_____；2是_____。
③观察图片后你作出的病理诊断是：

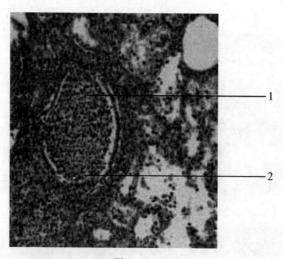

图1－5－3

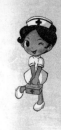

①请描述图 1-5-3 的病变特点：

②图 1-5-3 中标示的 1 是_____；2 是_____。

③观察图片后你作出的病理诊断是：

3. 选择一张已观察的病理切片,绘制其镜下图。

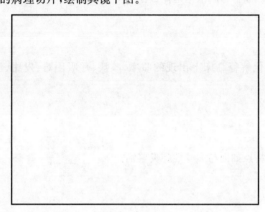

4. 回答上述病例中的讨论题。

病例一

(1) 根据所学的病理学知识,谈谈你的诊断和诊断依据。

(2) 病人的肺、心、肝及脾有何病理变化?

(3) 试分析病因和疾病的发展演变过程,解释相关的临床症状。

病例二

(1) 根据主要临床表现作出病理诊断,并说明诊断依据。

(2) 患者为何出现寒战、高热、白细胞计数增多?

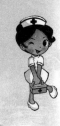

（3）患者为什么会咳铁锈色痰？

（4）左肺下叶为什么会出现大片致密阴影？

病例三

（1）你是否同意临床诊断？诊断依据是什么？

（2）根据临床病理变化解释临床上出现的咳嗽、咳痰、呼吸困难、发绀、湿性啰音及 X 线胸片等表现。

（3）根据本病例病变特点如何与大叶性肺炎鉴别？

病例四

（1）患者有可能是什么病？如需确诊还需做什么检查？

（2）本病需要和哪些疾病相鉴别？

病例五

（1）该病人发生了哪种类型的呼吸衰竭？机制如何？

（2）病人为什么发生呼吸困难？

（3）该病人发生了哪种类型的酸碱平衡紊乱？

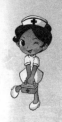

实训六 心血管系统疾病

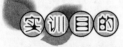

1. 掌握动脉粥样硬化的病变特点,熟悉其可能引起的后果。

2. 掌握原发性高血压的基本病变、主要脏器的病变及其后果。

3. 掌握风湿病的基本病变及其可能产生的后果。

4. 学会观察风湿性心内膜炎、高血压性心脏病、原发性固缩肾、主动脉粥样硬化、冠状动脉粥样硬化(伴心肌梗死)、脑动脉粥样硬化的大体标本形态学变化。

5. 学会观察风湿性心肌炎、主动脉粥样硬化、肾小动脉硬化镜下的病变特点。

6. 学会理论联系实际,养成实事求是的科学态度和方法。

实训前准备

1. 复习相关组织、器官的正常结构。

2. 复习已学的心血管系统疾病基本理论知识。

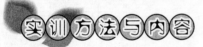

项目1 大体标本观察

一、实训方法

1. 肉眼观察、识别标本是何器官(组织)。

2. 观察、识别该器官(组织)病变特点并加以描述。

3. 作出正确的病理诊断。

4. 联系镜下病变特点并分析对机体的影响。

二、实训内容及观察要点

1. 急性风湿性心内膜炎(疣状心内膜炎)

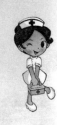

心脏二尖瓣(或主动脉瓣)闭锁缘上有呈串珠状单行排列的疣状赘生物。疣状赘生物直径1～3 mm,半透明灰白色,与瓣膜粘连紧密,不易脱落。

2. 慢性风湿性心瓣膜病

(1)二尖瓣瓣膜增厚、变硬、变形,无弹性。

(2)有的标本二尖瓣相互粘连,使瓣膜口狭窄呈鱼口状或裂隙状,而左心房明显扩大,左心室萎缩,即为二尖瓣狭窄。

(3)部分标本二尖瓣卷曲,破裂或穿孔,腱索增粗、缩短,而左心房和左心室扩大,即为二尖瓣关闭不全。

(4)有的标本二尖瓣既有狭窄,又有关闭不全。

3. 主动脉粥样硬化

(1)脂纹:主动脉后壁和其分支开口处内膜上散在针头大小的黄色斑点或长短不一的条纹,平坦或微隆起。

(2)纤维板块:主动脉内膜上散在大小不等的灰黄色或灰白色蜡滴状突起的斑块。

(3)粥样斑块:内膜上散在大小不等明显隆起的粥样斑块突起,部分斑块表面破溃,有溃疡形成。

4. 冠状动脉粥样硬化

(1)左冠状动脉前降支的内膜面见灰黄色粥样斑块,横切面斑块多呈新月形,位于血管的心壁侧。

(2)冠状动脉腔呈明显偏心性狭窄。

(3)左心室前壁有小片的梗死灶,呈灰白色,形态不规则。

5. 心肌梗死

在左心室壁可见灰白色坏死病灶,形状不规则,边界清晰。有的标本可见梗死灶处室壁向外膨出形成"室壁瘤"。

6. 高血压性心脏病

心脏体积增大,重量增加,一般均在400 g以上(正常约为250 g),严重者可达900～1 000 g,左室壁明显肥厚,可达1.5～2.5 cm(正常约为0.9 cm),乳头肌和肉柱均明显变粗大,心腔不扩张,称为向心性肥大。晚期,左心室代偿失调,心肌收缩力降低,心腔逐渐扩张,形成离心性肥大。

7. 原发性固缩肾

双侧肾体积对称性缩小,重量减轻,质地变硬,表面呈均匀弥漫细颗粒状。切面皮质萎缩变薄,皮髓质分界不清,肾小动脉壁厚而硬呈鱼口状。

8. 脑动脉粥样硬化(伴脑出血)

脑基底动脉粗细不一,厚薄不均,动脉增粗,形成动脉瘤样病变。管壁厚处透过外膜可见到深部的灰黄或灰白色粥样斑块。切面斑块向腔内突出,致动脉管腔变窄,相应的脑组织明显萎缩(脑沟变深,脑回变窄)。病变的血管破裂而引起脑出血。

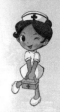

项目2 病理切片观察

一、实训方法

1. 由低倍镜到高倍镜观察、识别切片是何组织。
2. 寻找病变部位,观察、识别病变特点并加以描述。
3. 作出正确的病理诊断。
4. 联系大体病变并分析对机体的影响。

二、实训内容及观察要点

1. 风湿性心肌炎　低倍镜:心肌间质充血水肿,在血管附近可见成堆的细胞构成梭形病灶,即风湿小体(阿少夫小体)。高倍镜:典型风湿小体中央有少量红染无结构、呈碎片状的纤维素样坏死物,附近有成团的风湿细胞及少量淋巴细胞、单核细胞浸润。风湿细胞体积较大,胞浆丰富,略呈嗜碱性;单核或多核,核大,核膜清晰,核染色质集中于中央,横切面呈枭眼状,纵切面呈毛虫样。

2. 主动脉粥样硬化　斑块表面为增生纤维组织,有玻璃样变性。其下为无结构的坏死组织,内有多量针形或菱形的空隙(胆固醇结晶),可见少量钙盐(蓝染颗粒状)沉着。边缘和底部可见肉芽组织生长,少量淋巴细胞和泡沫细胞。

3. 肾小动脉硬化　低倍镜:大量的肾小球萎缩、纤维化及玻璃样变,部分则呈代偿性肥大,肾小管扩张。尤应注意观察入球动脉管壁增厚并呈玻璃样变,管腔狭窄。

项目3 病例讨论

病例一

患者,女,28岁,因发热、游走性关节痛、躯干部出现环形红斑3 d而入院。患者3年前曾有类似发病5次,体检:体温39 ℃,脉搏130次/分,血压正常。双下肢及躯干部见环形红斑,心界明显扩大。心尖区可闻及Ⅲ级收缩期吹风样杂音和Ⅱ级舒张期隆隆样杂音。X线:心脏向左下扩大。

讨论题:

(1) 患者可能患有什么疾病? 诊断的依据是什么?

(2) 患者可能出现哪些心脏的病变?

病例二

患者,男,60岁,高血压病史10年,平时一直口服降压药物治疗,血压维持在140~150 mmHg/90~95 mmHg。2 d前与人争吵后出现剧烈头痛伴恶心、呕吐,右眼视物模糊。

查体:患者右侧偏盲,右侧上、下肢肌力Ⅱ度,右侧膝反射、跟腱反射(＋＋＋),右侧偏身感觉减退,右侧巴氏征(＋)。

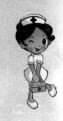

头颅 CT 显示：左侧内囊出血。胸片显示：心影呈"靴形"。

讨论题：

（1）患者左侧内囊出血可能的原因是什么？

（2）高血压病还可能造成哪些脏器的病变？

病例三

患者，男，45 岁。4 h 前无诱因突发胸骨后压榨性疼痛，同时伴胸闷、大汗、恶心、呕吐并出现严重呼吸困难。旁人给予硝酸甘油舌下含服疼痛仍未缓解，遂来院急诊。入院时，患者出现休克。抢救治疗无效死亡。

讨论题：

（1）急性心肌梗死患者出现最早、最突出的症状是什么？

（2）请解释患者发生休克的原因。

病例四

患者，男，60 岁，既往高血压病史 10 余年。3 d 前呼吸道感染伴发热、咳嗽，昨天半夜突发阵发性呼吸困难，端坐位，面色苍白，口唇青紫，多汗，咳粉红色泡沫样痰，急诊入院。

体检：血压 200/120 mmHg，心界向左下方明显扩大，心率 120 次/分，律齐，两肺布满湿啰音及哮鸣音。

讨论题：

（1）心力衰竭最常见和最主要的诱因是什么？

（2）解释患者突发呼吸困难的原因。

（3）患者为什么咳粉红色泡沫样痰？

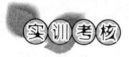 实训考核

在实验实训过程中或之后，对学生观察标本和切片的效果进行考核。计入成绩。评分标准附后。

心血管系统疾病病理切片实训考核评分标准

班级：_____ 姓名：_____ 学号：_____ 得分：_____

项　目	评价内容	分值	评分等级及分值			得分及扣分依据
			A	B	C	
实训素质	仪表端庄，工作服整洁	5	5	4～3	2～0	
	安静、有秩序，提前 5 min 进入实验室，不携带与实验无关的物品	5	5	4～3	2～0	
实训态度	听课认真，注意力集中，保持安静	3	3	2	1～0	
	细心观察示教过程	3	3	2	1～0	
	操作认真，勤于思考	4	4	3	2～0	

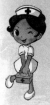

项目		评价内容	分值	评分等级及分值			得分及扣分依据
				A	B	C	
操作过程	操作前准备	搬移显微镜手法正确,认真检查显微镜	5	5	4	3～0	
		操作台准备:台面清洁、无杂物、光线充足	2	2	1	0	
		复习理论,用物准备(少备一种扣0.5分)	3	3	2	1～0	
	操作中	根据需要缩放光圈,升降聚光器,调节光量	3	3	2	1～0	
		低倍镜确定观察部位后移至视野中央换高倍镜	7	7	6	5～0	
		缓慢转动粗调节,再用细调节调至图像清晰	5	5	4～3	2～0	
		有序观察指定的病理切片,正确识别病变并按时完成	20	20	19～10	9～0	
		端坐,观察时左眼窥镜,右眼记录绘图	10	10	9～5	4～0	
		显微镜擦净后,物镜转为"八"字形并降低,下降聚光器	5	5	4～3	2～0	
	操作后整理	正确处理玻片标本、实验器材物归原处	3	3	2	1～0	
		使用后的废物分类处置,放入指定地方	2	2	1	0	
		认真检查显微镜,搬移手法正确,送至显微镜室,清扫地面,整理实验室	5	5	4	3～0	
评价		态度端正,操作规范,认真练习	5	5	4～2	1～0	
完成实训报告		认真完成实训报告	5	5	4	3～0	
总分			100				

实验教师签名: 实训时间:

心血管系统疾病大体标本实训考核评分标准

班级:_____ 姓名:_____ 学号:_____ 得分:_____

项目	评价内容	分值	评分等级及分值			得分及扣分依据
			A	B	C	
实训素质	仪表端庄,工作服整洁	5	5	4～3	2～0	
	安静、有秩序,提前 5 min 进入实验室,不携带与实验无关的物品	5	5	4～3	2～0	

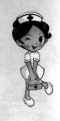
项　目	评价内容	分值	评分等级及分值			得分及扣分依据
			A	B	C	
实训态度	听课认真,注意力集中	3	3	2	1～0	
	细心观察示教过程	3	3	2	1～0	
	操作认真,勤于思考	4	4	3	2～0	
操作过程	操作前准备	搬移大体标本手法正确,认真检查是否漏液	5	5	4	3～0	
		操作台准备:台面清洁、无杂物、光线充足	5	5	4	3～0	
	操作中	正确识别大体标本是何组织、器官	3	3	2	1～0	
		观察大体标本,指出标本的病变部位	7	7	6	5～0	
		识别、描述指定的大体标本的病变特点,能按时完成	20	20	19～10	9～0	
		根据结果分析,作出正确病理诊断	10	10	9～5	4～0	
		观察标本时理论联系实际	5	5	4～3	2～0	
		操作过程井然有序,保持安静	5	5	4～3	2～0	
	操作后整理	大体标本、实验器材物归原处	3	3	2	1～0	
		使用后的废物分类处置,放入指定地方	2	2	1	0	
		清扫地面,整理实验室	5	5	4	3～0	
评　价	态度端正,操作规范,认真练习	5	5	4～2	1～0	
完成实训报告	认真完成实训报告	5	5	4	3～0	
总　分		100				

实验教师签名:　　　　　　　　　　　实训时间:

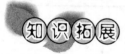

高血压的预防

预防高血压,应从青少年、壮年抓起。

1. 控制过度肥胖　是极为重要的环节,不可忽视。

2. 控制血压　轻度高血压病人,症状不明显者,可不必服用降压药,注意劳逸结合,保持睡眠充足,适当运动,可使血压恢复正常。对症状明显者,要持续性服用降压药,使血压保持在稳定状态,不规律的服药容易发生意外。但是,服用任何一种降压药都要因人而异,遵照个体化原则。

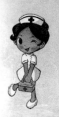

3. 避免诱因 病程长的病人,要防止情绪激动、精神兴奋紧张,避免发生心、脑血管意外。同时尽量戒烟限酒。

4. 自备血压计 正确操作使用,对合理用药、监测血压变化大有好处。

高血压危象

高血压危象(Hypertension crisis)包括高血压急症及亚急症。高血压急症是指原发性或继发性高血压患者疾病发展过程中,在一些诱因的作用下血压突然和显著升高,病情急剧恶化,同时伴有进行性心、脑、肾、视网膜等重要的靶器官功能不全的表现。收缩压或舒张压急剧升高,无靶器官急性损伤者定义为高血压亚急症。

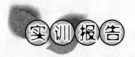

实训六 心血管系统疾病

班级:_____ 姓名:_____ 学号:_____ 得分:_____

1. 观察描述风湿性心内膜炎、高血压性心脏病、原发性固缩肾、主动脉粥样硬化、冠状动脉粥样硬化(伴心肌梗死)、脑动脉粥样硬化的大体标本形态学变化。

2. 观察下列图片,简要描述其病变特点、标出所示病变并作出正确的病理诊断。

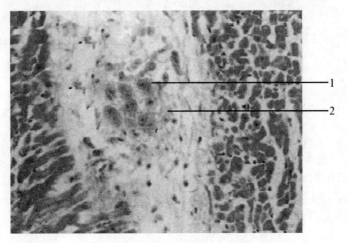

图 1-6-1

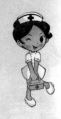

①请描述图1-6-1的病变特点：

②图1-6-1中标示的1是_____，2是_____。

③观察图片后你作出的病理诊断是：

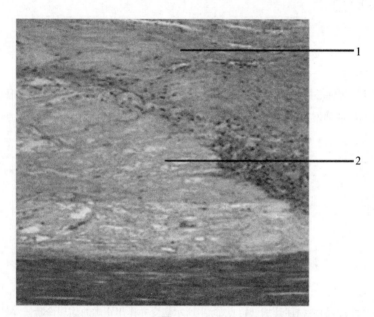

图1-6-2

①请描述图1-6-2的病变特点：

②图1-6-2中标示的1是_____，2是_____。

③观察图片后你作出的病理诊断是：

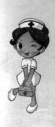

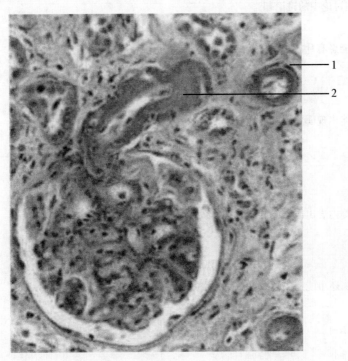

图 1 - 6 - 3

①请描述图 1 - 6 - 3 的病变特点:

②图 1 - 6 - 3 中标示的 1 是_____,2 是_____。

③观察图片后你作出的病理诊断是:

3. 选择一张已观察的病理切片,绘制其镜下图。

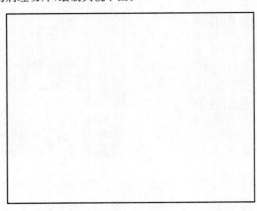

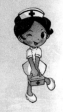

4. 回答病例讨论中的讨论题。

病例一

(1) 患者可能患有什么病? 诊断的依据是什么?

(2) 患者可能出现哪些心脏的病变?

病例二

(1) 患者左侧内囊出血可能的原因是什么?

(2) 高血压病还可能造成哪些脏器的病变?

病例三

(1) 急性心肌梗死患者出现最早、最突出的症状是什么?

(2) 请解释患者发生休克的原因。

病例四

(1) 心力衰竭最常见和最主要的诱因是什么?

(2) 解释患者突发呼吸困难的原因。

(3) 患者为什么咳粉红色泡沫样痰?

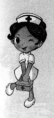

实训七　消化系统疾病

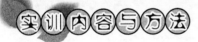

1. 掌握溃疡病的好发部位、形态特点及其并发症。
2. 掌握门脉性肝硬化的病变和后果及各型肝硬化肉眼形态特征。
3. 掌握胃癌和肝癌的病变及临床病理联系。

实训前准备

1. 复习相关组织、器官的正常结构。
2. 复习已学的消化系统疾病基本理论知识。

实训内容与方法

项目1　大体标本观察

一、实训方法

1. 肉眼观察、识别标本是何器官(组织)。
2. 寻找病变部位,观察、识别病变特点并加以描述。
3. 作出正确的病理诊断。
4. 联系镜下病变并分析对机体的影响。

二、实训内容及观察要点

1. 慢性胃溃疡　胃壁组织一块,约 9 cm×8 cm×1.5 cm 大小,近上方中央部分可见 1.5 cm 大小椭圆形溃疡,底部干净平坦,边缘整齐似刀切。

2. 门脉性肝硬化　肝体积缩小,质硬,肝表面见弥漫性结节状,结节大小相仿,似苦瓜皮样改变。

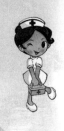

3. 坏死后性肝硬化　肝体积缩小,质硬,肝表面见粗大不等的结节,切面见结节被较宽的结缔组织围绕。

4. 胆汁性肝硬化　肝表面及切面见弥漫分布的细颗粒状,无结节样外观,呈墨绿色。

5. 淤血性脾肿大　脾明显肿大,约 29 cm×17 cm×17 cm 大小,质硬,包膜增厚,暗红色。

6. 门脉性肝硬化伴原发性肝癌　完整肝脏一个,体积缩小,尤以左叶为甚,左叶呈弥漫性结节状,结节大小较一致,约 0.5 cm,质地变硬,右叶可见一胎头大小的肿块,被膜已穿破,并见坏死组织。

7. 食管癌　①髓质型:食管组织已切开见病变处食管壁明显增厚,管腔狭窄,切面癌组织呈灰白色。②溃疡型:食管中段,黏膜上可见 4 cm×4 cm 的溃疡,边缘不整齐,底部凹凸不平。

8. 胶样型胃癌　癌组织分泌大量黏液,致胃黏膜表面可见软而半透明的胶冻状外观。

9. 溃疡型胃癌　胃壁组织已切开,近中央处可见 3 cm×2 cm×0.8 cm 的溃疡,底部凹凸不平,有渗出坏死物,边缘不整齐,隆起呈堤围状。

10. 结肠癌　结肠组织一块,黏膜上可见 5 cm×6 cm 的溃疡,边缘不整齐,底部不平。

项目 2　病理切片观察

一、实训方法

1. 由低倍镜到高倍镜观察、识别切片是何组织。

2. 寻找病变部位,观察、识别病变特点并加以描述。

3. 作出正确的病理诊断。

4. 联系大体病变并分析对机体的影响。

二、实训内容及观察要点

1. 慢性胃溃疡　镜检:①溃疡表面着浅红色的网状物质和白细胞,即渗出层。②渗出层下面一层深红色颗粒状无结构的物质即坏死层。③紧接坏死层,有较多的新生毛细血管成纤维细胞及细致的纤维,与溃疡面垂直即肉芽组织层。④最下层为较致密结缔组织轻度玻璃样变性,肌层部分破坏消失即瘢痕层。

2. 门脉性肝硬化　低倍镜:大量结缔组织增生,分割肝细胞形成许多假小叶,假小叶分界清楚(正常人的肝小叶分界不清楚),大小及形状相似。高倍镜:①小叶中央静脉可无,也可有一个或两个偏位的中央静脉。②肝索不围绕中央静脉呈放射状排列。③假小叶内肝细胞有浊肿、脂变。④门区结缔组织内小胆管增生(数目增多),有淋巴细胞浸润。

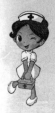

3. **急性重型肝炎** 肝细胞广泛坏死,小叶中央尤其严重,小叶周边部可见残存的肝细胞,肝窦扩张充血及出血,多量淋巴细胞和单核细胞浸润。

4. **肠腺癌** 低倍镜:癌细胞呈腺管状排列,管腔大小不等。高倍镜:腺上皮排列层次紊乱,细胞形态不一,核分裂象易见。黏膜下层和肌层可见癌组织浸润。

5. **原发性肝癌** 低倍镜:染色较红的组织为正常肝组织,染色偏紫蓝部分为癌组织。高倍镜:癌组织分化较好,癌细胞形态与正常肝细胞相似,但较大,核亦较大,染色较深,胞浆略嗜碱性。癌组织间质主要为血窦。

项目3 病例讨论

病例一

刘××,男,30岁。突发右下腹剧痛12 h,于4月25日急诊入院。

患者于入院前一天下午,因家庭琐事争吵,晚餐饮酒,入睡时感胃部不适,约至午夜,突感右下腹部剧痛,呈持续性,顿感心跳加快,全身出冷汗。腹痛2 h后,出现频繁呕吐,腹痛由右下逐渐扩展至全腹,患者自感发热,小便短赤,经当地卫生所诊断为"急性阑尾炎穿孔并发急性弥漫性腹膜炎",转来本院。

患者以往无右下腹疼痛史,自25岁起常有心窝部疼痛,嗳气、反酸频繁,服肖舒平等胃病药物能缓解,但常反复发作。去年春天曾解出柏油样大便,经医院检查大便隐血试验强阳性。

体检:体温38.5 ℃,脉搏90次/分,呼吸37次/分,血压130/85 mmHg。患者呈急性病容,面色苍白,四肢湿冷。心脏检查无异常。皮肤无黄染及出血点。腹部略膨隆,腹肌紧张,有明显压痛及反跳痛,未闻及肠鸣音。

化验:血红细胞$4×10^{12}$/L,白细胞总数$13.5×10^9$/L,中性粒细胞90%,淋巴细胞10%。

X线检查:全部肠祥明显充气,膈下游离气体可疑。

治疗经过:入院后,立即剖腹探查,打开腹腔,未闻及粪臭,有黄色混浊的液体总量约500 ml。于胃小弯离幽门处约2 cm处见到一直径0.2 cm圆形穿孔,遂做胃次全切除术,共住院21 d,痊愈出院。

讨论题:

(1) 本例的诊断是什么? 依据何在?

(2) 为什么起病时很像急性阑尾炎的症状?

(3) 患者有否发生休克? 属何种类型的休克?

病例二

吴××,男,45岁。入院日期为8月26日。腹胀,尿少、脚肿7个月。

患者于7个月前开始感腹胀,胃纳下降,乏力,尿量减少伴两下肢浮肿,以后腹部逐渐膨隆,下肢浮肿逐渐加重,曾几次去当地医院门诊,应用利尿剂后尿量明显增加。

体检：精神较差，反应迟钝，计算能力下降，定时定向能力存在，肝掌（＋），蜘蛛痣（＋），巩膜轻度黄染。腹部高度膨隆，腹壁浅静脉怒张，腹水征（＋），肝脾触诊不满意，下肢浮肿。

化验：HBsAg（＋），凝血酶原时间 24 s，黄疸指数 16 mg/dL，麝香草酚浊度 6 U，锌浊度 16 U，谷丙转氨酶 40 U/L，碱性磷酸酶 39 U/L，胆固醇 91 mg/L，白蛋白 2.5 g/L，球蛋白 4.5 g/L，白/球比例为 0.55：1。

住院经过：入院后第二天病人出现烦躁，高声喊叫，继而神志不清，陷入昏迷，各种反射迟钝甚至消失，肝臭明显，抢救无效，于 8 月 27 日死亡。

[尸检摘要]

皮肤及巩膜中度黄染，腹腔内有黄色澄清液体约 5 000 ml。

肝脏：重 970 g（正常为 1 500 g），表面和切面均可见大小不等的结节，多数结节直径为 1～2 cm，个别为 2～4 cm。镜检肝小叶正常结构破坏，而代以假小叶，部分假小叶肝细胞明显坏死，假小叶间为多量纤维组织增生，并见新生胆管及成堆的淋巴细胞。

脾脏：重 770 g（正常为 150 g 左右），镜检脾窦高度扩张充血，内皮细胞增生，脾小结萎缩。

食管下端黏膜静脉明显曲张。

讨论题：

(1) 请对本例肝脏疾病作出诊断。

(2) 分析本例肝硬化的原因。

(3) 本例死亡原因是什么？

病例三

黄××，男，50 岁。2011 年感右上腹隐痛、乏力，同年住院诊断为"无黄疸型肝炎"，经保肝治疗后好转，此后反复发作多次，先后 6 次因 SGPT＞400 U/L 住院治疗。今年 6 月再次住院。

入院检查：无黄疸，肝肋下 1 cm，剑突下 3 cm，脾肋下 1 指，腹水征可疑，胸部有可疑蜘蛛痣。

住院期间 SGPT 渐正常。9 月初出现咳嗽、咳痰、胸痛，一般情况差，并出现轻度黄疸，腹胀，用大量利尿药无效，10 月初曾呕血 2 次，后血压下降，抢救无效死亡。

讨论题：

(1) 估计本例尸检中有哪些发现？

(2) 讨论其发生发展，用病理解剖的发现解释临床表现。

(3) 分析死亡原因。

病例四

刘×，男，43 岁。上腹痛，体重减轻 3 个月，黑便 1 周。

现病史：近 3 个月上腹持续疼，餐后重，不缓解，胃纳差，食无味。体重减轻 10 kg。近 1 周出现黑便。

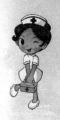

查体:消瘦,左锁骨上淋巴结肿大。心肺无异常。上腹扪及 1.5 cm×1.5 cm 坚实可移动的结节状肿块,有压痛。肝脾肋下未及,移动浊音阴性。

实验室检查:

①血常规:白细胞计数 $5.6×10^9$/L;红细胞计数 $3.90×10^{12}$/L;血红蛋白 80 g/L;平均红细胞体积 629 fL;平均红细胞血红蛋白浓度 286 g/L;血小板 $260×10^9$/L。

②大便潜血(＋＋＋)。

③胃镜检查:可见 2.0 cm×2.0 cm 肿块表面凸凹不平,有较大溃疡,渗血。住院经过:入院后,行胃大部切除术。后进行化疗,出院。

讨论题:

(1) 请对本例疾病作出诊断。

(2) 有哪些病变? 与临床表现有何关系?

病例五

杨××,男,45 岁。5 个月前开始腹胀,食少,腹渐大,下肢水肿。10 年前曾于当地医院诊断为肝炎。

查体:意识清楚,自动体位,面色灰暗,皮肤、巩膜明显黄染。上臂、前胸可见散在蜘蛛痣。手掌大小鱼际发红。心肺未见异常。肝脾未扪及,腹水(＋)。下肢指压痕(＋)。

化验:麝香草酚浊度 20 U,锌浊度 20 U。黄疸指数 70 μmol/L,VDB 直接反应(＋)。尿胆红素(＋)。腹水为漏出液。CT:肝凸凹不平密度减弱不均。肝裂增宽、肝各叶失调。右叶见 4 cm×3 cm 低密度区域,界限清。

住院治疗经过,经注射葡萄糖和各种维生素,保肝治疗不见好转,后出现躁动不安昏迷。经抢救无效而死亡。

临床诊断:(1) 肝硬化合并肝癌;(2) 肝昏迷。

尸检记录摘要:发育正常,营养欠佳。全身皮肤黏膜黄染,下肢水肿。腹部膨隆、腹水 1 200 ml。黄色透明液体。

肝:重 1 150 g,表面呈大小不等圆形结节,大者 0.7 cm,小者 0.1~0.2 cm。结节呈黄褐色,于右叶边缘有 4 cm×3 cm 的结节。

脾:重 480 g,中度硬,切面红紫色。

思考题:

(1) 结合肝大体所见,镜下应有何种改变?

(2) 请分析一下病变与临床表现有何关系。

(3) 试分析本例死亡原因。

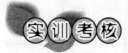

在实验实训过程中或之后,对学生观察标本和切片的效果进行考核。计入成绩。评分标准附后。

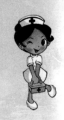

消化系统疾病病理切片实训考核评分标准

班级：_____ 姓名：_____ 学号：_____ 得分：_____

项 目		评价内容	分值	评分等级及分值			得分及扣分依据
				A	B	C	
实训素质		仪表端庄，工作服整洁	5	5	4～3	2～0	
		安静、有秩序，提前5 min进入实验室，不携带与实验无关的物品	5	5	4～3	2～0	
实训态度		听课认真，注意力集中，保持安静	3	3	2	1～0	
		细心观察示教过程	3	3	2	1～0	
		操作认真，勤于思考	4	4	3	2～0	
操作过程	操作前准备	搬移显微镜手法正确，认真检查显微镜	5	5	4	3～0	
		操作台准备：台面清洁、无杂物、光线充足	2	2	1	0	
		复习理论，用物准备（少备一种扣0.5分）	3	3	2	1～0	
	操作中	根据需要缩放光圈，升降聚光器，调节光量	3	3	2	1～0	
		低倍镜确定观察部位后移至视野中央换高倍镜	7	7	6	5～0	
		缓慢转动粗调节，再用细调节调至图像清晰	5	5	4～3	2～0	
		有序观察指定的病理切片，正确识别病变并按时完成	20	20	19～10	9～0	
		端坐，观察时左眼窥镜，右眼记录绘图	10	10	9～5	4～0	
		显微镜擦净后，物镜转为"八"字形并降低，下降聚光器	5	5	4～3	2～0	
	操作后整理	正确处理玻片标本、实验器材物归原处	3	3	2	1～0	
		使用后的废物分类处置，放入指定地方	2	2	1	0	
		认真检查显微镜，搬移手法正确，送至显微镜室，清扫地面，整理实验室	5	5	4	3～0	
评 价		态度端正，操作规范，认真练习	5	5	4～2	1～0	
完成实训报告		认真完成实训报告	5	5	4	3～0	
总 分			100				

实验教师签名： 实训时间：

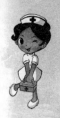

消化系统疾病大体标本实训考核评分标准

班级：_____ 姓名：_____ 学号：_____ 得分：_____

项 目		评价内容	分值	评分等级及分值			得分及扣分依据
				A	B	C	
实训素质		仪表端庄，工作服整洁	5	5	4～3	2～0	
		安静、有秩序，提前5 min进入实验室，不携带与实验无关的物品	5	5	4～3	2～0	
实训态度		听课认真，注意力集中	3	3	2	1～0	
		细心观察示教过程	3	3	2	1～0	
		操作认真，勤于思考	4	4	3	2～0	
操作过程	操作前准备	搬移大体标本手法正确，认真检查是否漏液	5	5	4	3～0	
		操作台准备：台面清洁、无杂物、光线充足	5	5	4	3～0	
	操作中	正确识别大体标本是何组织、器官	3	3	2	1～0	
		观察大体标本，指出标本的病变部位	7	7	6	5～0	
		识别、描述指定的大体标本的病变特点，能按时完成	20	20	19～10	9～0	
		根据结果分析，作出正确病理诊断	10	10	9～5	4～0	
		观察标本时理论联系实际	5	5	4～3	2～0	
		操作过程井然有序，保持安静	5	5	4～3	2～0	
	操作后整理	大体标本、实验器材物归原处	3	3	2	1～0	
		使用后的废物分类处置，放入指定地方	2	2	1	0	
		清扫地面，整理实验室	5	5	4	3～0	
评 价		态度端正，操作规范，认真练习	5	5	4～2	1～0	
完成实训报告		认真完成实训报告	5	5	4	3～0	
总 分			100				

实验教师签名： 实训时间：

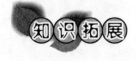

大肠癌的分期与预后

目前大肠癌的分期广泛应用的是改良 Dukes 分期，其依据是癌组织浸润的深度和淋巴结转移情况，对预后的判断有一定意义。

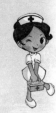

A 期:癌组织局限于黏膜层,未累及淋巴结,经手术可治愈。

B_1 期:癌组织侵及肌层,但未穿透,无淋巴结转移,五年存活率为 67%。

B_2 期:癌组织穿透肌层,无淋巴结转移,五年存活率为 54%。

C_1 期:癌组织未穿透肌层,但有淋巴结转移,五年存活率为 43%。

C_2 期:癌组织穿透肠壁,有淋巴结转移,五年存活率为 22%。

D 期:癌组织发生远隔器官转移,五年存活率很低。

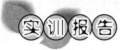

实训七 消化系统疾病

班级:_____ 姓名:_____ 学号:_____ 得分:_____

1. 观察描述慢性胃溃疡、门脉性肝硬化、坏死后性肝硬化、胃癌的大体形态。

2. 观察下列图片,简要描述其病变特点、标出所示病变并作出正确的病理诊断。

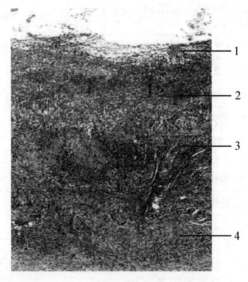

图 1-7-1

①请描述图 1-7-1 的病变特点:

②图 1-7-1 中标示的 1 是_____,2 是_____,3 是_____,4 是_____。

③观察图片后你作出的病理诊断是:

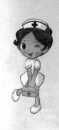

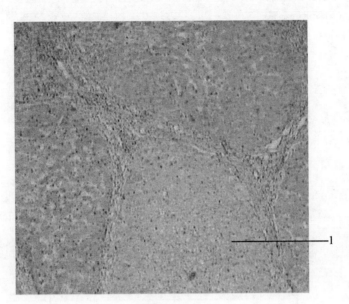

图 1-7-2

①请描述图 1-7-2 的病变特点：

②图 1-7-2 中标示的 1 是_____。

③观察图片后你作出的病理诊断是：

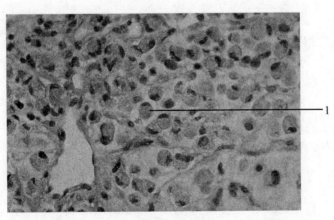

图 1-7-3

①请描述图 1-7-3 的病变特点：

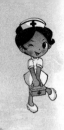

②图 1 - 7 - 3 中标示的 1 是_____。

③观察图片后你作出的病理诊断是：

3. 选择一张已观察的病理切片，绘制其镜下图。

4. 回答病例讨论中的讨论题。

病例一

（1）本例的诊断是什么？依据何在？

（2）为什么起病时很像急性阑尾炎的症状？

（3）患者有否发生休克？属何种类型的休克？

病例二

（1）请对本例肝脏疾病作出诊断。

（2）分析本例肝硬化的原因。

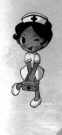

(3) 本例死亡原因是什么?

病例三

(1) 估计本例尸检中有哪些发现?

(2) 讨论其发生发展,用病理解剖的发现解释临床表现。

(3) 分析死亡原因。

病例四

(1) 请对本例疾病作出诊断。

(2) 有哪些病变? 与临床表现有何关系?

病例五

(1) 结合肝大体所见,镜下应有何种改变?

(2) 请分析一下病变与临床表现有何关系。

(3) 试分析本例死亡原因。

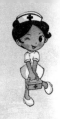

实训八　泌尿系统疾病

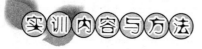

实训目的

1. 学会观察、描述急性弥漫性增生性肾小球肾炎的大体及镜下病变特点。
2. 学会观察、描述慢性硬化性肾小球肾炎的大体及镜下病变特点。
3. 学会观察、描述新月体性肾小球肾炎的镜下病变特点。
4. 学会观察、描述急慢性肾盂肾炎的大体及镜下病变特点,熟悉其感染途径。

实训前准备

1. 复习泌尿系统各器官的正常组织结构及其功能。
2. 复习泌尿系统疾病知识。

实训内容与方法

项目1　大体标本观察

一、实训方法

1. 从标本形态、体积、颜色、光滑度等方面进行肉眼观察,与正常的器官进行比较。
2. 观察、分析各种泌尿系统疾病病变标本的病理特征并加以描述。
3. 作出正确的病理诊断。
4. 联系镜下病变并分析其临床表现。

二、实训内容及观察要点

1. 急性弥漫性增生性肾小球肾炎　病变肾脏呈轻中度肿大,包膜紧张,表面光滑充血,颜色较红,称"大红肾"。肾表面及切面可见散在的出血点,似跳蚤咬过,称"蚤咬肾"。切面皮质增厚,纹理模糊,与髓质分界清楚。

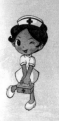

2. **快速进行性肾小球肾炎** 肾脏弥漫性肿大,色苍白,皮质表面散在点状出血,切面见肾皮质增厚。

3. **慢性肾小球肾炎** 肾脏体积明显缩小,色苍白,质地较硬,表面呈弥漫性细颗粒状,切面见肾皮质变薄,纹理模糊,与髓质分界不清。

4. **急性肾盂肾炎** 肾脏肿大充血,质软,表面有大小不等的黄色斑点,周围有紫红色的充血或出血带,切面见肾盂黏膜充血水肿,表面覆盖脓性渗出物,肾实质内见多个由髓质向皮质延伸的黄色条纹状病灶,并见大小不等的多个灰黄色脓肿灶。

5. **慢性急性肾盂肾炎** 肾脏体积变小,质地变硬,表面高低不平,可见粗大的、不规则的凹陷性瘢痕,切面也见有大量瘢痕组织并与肾被膜粘连,肾皮髓质界限不清,肾乳头萎缩,肾盂、肾盏因瘢痕收缩而变形,肾盂黏膜粗糙、增厚。

6. **肾癌** 肾上腺见球形肿块,肿瘤边缘常形成假包膜,与周围组织分界清楚。切面可见肿瘤灰黄色或灰白色,也可有灶状出血、坏死、软化、钙化等改变,表现出红、黄、灰、白等多种颜色的相互交错。

7. **膀胱癌** 膀胱侧壁或膀胱三角区近输尿管开口处见肿瘤呈乳头状或息肉状,单发或多发,大小不等,直径从数毫米至数厘米,肿瘤呈灰白色,切面见癌组织向深层肌组织及周围浸润。

项目 2 病理切片观察

一、实训方法

1. 由低倍镜到高倍镜观察切片。

2. 观察、识别病变特点并加以描述,作出正确的病理诊断。

3. 联系大体病变并分析其临床表现。

二、实训内容及观察要点

1. **急性弥漫性增生性肾小球肾炎** 低倍镜:见大量肾小球体积增大,细胞增多、密集,肾小管上皮细胞肿胀。高倍镜:可见肾小球与肾球囊内中性粒细胞和红细胞渗出;肾小管上皮细胞水肿变性,管腔内可见各种管型;肾间质血管扩张充血。

2. **快速进行性肾小球肾炎** 低倍镜:大量肾小球内有新月体形成,肾小球球囊狭窄或闭塞。高倍镜:见新月体主要由增生的肾球囊壁层上皮细胞和渗出的单核细胞构成,增生的细胞在球囊壁层呈环形或新月状分布,进一步发展,新月体内纤维成分增多;肾小管上皮细胞变性、坏死,管腔内可见大量红细胞、蛋白质等。肾间质水肿,炎细胞浸润。

3. **慢性肾小球肾炎** 大量肾小球不同程度萎缩、纤维化及玻璃样变,病变肾小球彼此靠拢,所属肾小囊、肾小管亦萎缩。部分肾小球体积增大,毛细血管扩张,所属肾小管亦扩张。肾间质纤维组织增生,淋巴细胞和浆细胞浸润。

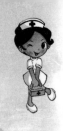

4. 急性肾盂肾炎 肾盂黏膜充血水肿、大量中性粒细胞浸润,肾间质充血水肿、中性粒细胞浸润并见有脓肿形成,脓肿破入肾小管,管腔内充满脓细胞。

5. 慢性肾盂肾炎 肾间质病变呈不规则的片状分布于相对正常的肾组织之间,其内有大量纤维组织增生,伴淋巴细胞和浆细胞浸润。多数肾小管和肾小球萎缩、坏死、纤维化,部分肾小球代偿性肥大,肾小管管腔扩大,上皮扁平,腔内有粉红色的胶样管型,状似甲状腺滤泡。肾盂黏膜纤维组织增生并有较多淋巴细胞、浆细胞及单核细胞浸润。

项目3 病例讨论

病例一

患者,女,28岁,十天来尿少色红,眼睑、下肢水肿,血压 160/100 mmHg,尿沉渣红细胞 10～14 个/HP,可见红细胞管型及颗粒管型,血红蛋白 120 g/L,白蛋白/球蛋白 40/22(g/L),胆固醇 5 mmol/L,尿素氮 6 mmol/L。

讨论题:

(1) 该患者最可能罹患何种疾病? 诊断的依据是什么?

(2) 患者为什么会出现血尿、水肿、高血压?

(3) 临床上应如何进行鉴别诊断?

病例二

患者,女,35岁,一周来发热、尿频、尿急、尿痛伴腰痛,既往无类似病史。查体:体温 38.5 ℃,心肺检查未见明显异常,腹软,肝脾肋下未触及,双肾区叩击痛。化验:尿蛋白(＋＋),白细胞 40～50 个/HP,可见白细胞管型。

讨论题:

(1) 该患者最可能罹患何种疾病? 诊断的依据是什么?

(2) 患者为什么会出现尿频、尿急、尿痛?

(3) 该病的感染途径是什么?

病例三

患者,男,45岁,一年来乏力、易疲倦、腰部不适,有时出现下肢水肿,未做任何处理,近3个月来逐渐加重,伴食欲缺乏,血压 170/110 mmHg,下肢轻度水肿。尿蛋白(＋),尿沉渣红细胞 5～10 个/HP,偶见颗粒管型,血化验血红蛋白 90 g/L,血肌酐 400 μmol/L。

讨论题:

(1) 患者最可能罹患何种疾病? 诊断的依据是什么?

(2) 在镜下观察该患者的肾脏可能会出现哪些病理变化?

(3) 临床上应如何进行鉴别诊断?

病例四

患者,男,55岁,患慢性肾炎 10 余年,经治疗后病情稳定,但近一年来逐渐加重,食欲下降,贫血,化验血肌酐为 550 μmol/L。

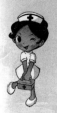

讨论题：

(1) 该患者最可能患哪种疾病？诊断的依据是什么？

(2) 分析该患者出现贫血的机制。

(3) 临床上如何进行鉴别诊断？

病例五

患者，女，22岁，3周前感到腰痛、乏力，尿呈洗肉水样改变，两周前出现恶心、呕吐、食欲缺乏、尿量明显减少，血压160/100 mmHg，出现眼睑水肿，血肌酐650 μmol/L，血红蛋白99 g/L。

讨论题：

(1) 该患者最可能患哪种疾病？诊断的依据是什么？

(2) 分析该患者迅速出现少尿无尿的机制。

(3) 临床上如何进行鉴别诊断？

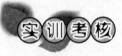

在实验实训过程中或之后，对学生观察标本和切片的效果进行考核，计入成绩。评分标准附后。

泌尿系统病理切片实训考核评分标准

班级：＿＿＿＿＿＿＿＿　　姓名：＿＿＿＿＿＿＿＿　　学号：＿＿＿＿＿＿＿＿　　　得分：＿＿＿＿＿＿

项　目		评价内容	分值	评分等级及分值			得分及扣分依据
				A	B	C	
实训素质		仪表端庄，工作服整洁	5	5	4~3	2~0	
		安静、有秩序，提前5 min进入实验室，不携带与实验无关的物品	5	5	4~3	2~0	
实训态度		听课认真，注意力集中，保持安静	3	3	2	1~0	
		细心观察示教过程	3	3	2	1~0	
		操作认真，勤于思考	4	4	3	2~0	
操作过程	操作前准备	搬移显微镜手法正确，认真检查显微镜	5	5	4	3~0	
		操作台准备：台面清洁、无杂物、光线充足	2	2	1	0	
		复习理论，用物准备（少备一种扣0.5分）	3	3	2	1~0	

项　目		评价内容	分值	评分等级及分值			得分及扣分依据
				A	B	C	
操作过程	操作中	根据需要缩放光圈,升降聚光器,调节光量	3	3	2	1~0	
		低倍镜确定观察部位后移至视野中央换高倍镜	7	7	6	5~0	
		缓慢转动粗调节,再用细调节调至图像清晰	5	5	4~3	2~0	
		有序观察指定的病理切片,正确识别病变并按时完成	20	20	19~10	9~0	
		端坐,观察时左眼窥镜,右眼记录绘图	10	10	9~5	4~0	
		显微镜擦净后,物镜转为"八"字形并降低,下降聚光器	5	5	4~3	2~0	
	操作后整理	正确处理玻片标本、实验器材物归原处	3	3	2	1~0	
		使用后的废物分类处置,放入指定地方	2	2	1	0	
		认真检查显微镜,搬移手法正确,送至显微镜室,清扫地面,整理实验室	5	5	4	3~0	
评　价		态度端正,操作规范,认真练习	5	5	4~2	1~0	
完成实训报告		认真完成实训报告	5	5	4	3~0	
总　分			100				

实验教师签名:　　　　　　　　　　　　　　实训时间:

泌尿系统大体标本实训考核评分标准

班级:＿＿＿＿＿　姓名:＿＿＿＿＿　学号:＿＿＿＿＿　得分:＿＿＿＿＿

项　目	评价内容	分值	评分等级及分值			得分及扣分依据
			A	B	C	
实训素质	仪表端庄,工作服整洁	5	5	4~3	2~0	
	安静、有秩序,提前 5 min 进入实验室,不携带与实验无关的物品	5	5	4~3	2~0	
实训态度	听课认真,注意力集中	3	3	2	1~0	
	细心观察示教过程	3	3	2	1~0	
	操作认真,勤于思考	4	4	3	2~0	

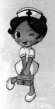

续表

项　目		评价内容	分值	评分等级及分值			得分及扣分依据
				A	B	C	
操作过程	操作前准备	搬移大体标本手法正确,认真检查是否漏液	5	5	4	3~0	
		操作台准备:台面清洁、无杂物、光线充足	5	5	4	3~0	
	操作中	正确识别大体标本是何组织、器官	3	3	2	1~0	
		观察大体标本,指出标本的病变部位	7	7	6	5~0	
		识别、描述指定的大体标本病变特点,能按时完成	20	20	19~10	9~0	
		根据结果分析,作出正确病理诊断	10	10	9~5	4~0	
		观察标本时理论联系实际	5	5	4~3	2~0	
		操作过程井然有序,保持安静	5	5	4~3	2~0	
	操作后整理	大体标本、实验器材物归原处	3	3	2	1~0	
		使用后的废物分类处置,放入指定地方	2	2	1	0	
		清扫地面,整理实验室	5	5	4	3~0	
评　价		态度端正,操作规范,认真练习	5	5	4~2	1~0	
完成实训报告		认真完成实训报告	5	5	4	3~0	
总　分			100				

实验教师签名:　　　　　　　　　　　实训时间:

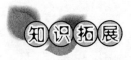

血液透析

血液透析是急慢性肾衰竭患者肾脏替代治疗方式之一,是血液净化技术的一种。利用半透膜原理,通过扩散,将机体内各种有害及多余的代谢废物和过多的电解质等移出体外,达到净化血液,纠正水、电解质及酸碱平衡的目的。

肾移植

肾移植通俗的说法又叫换肾,就是将健康者的肾脏移植给有肾脏病变并丧失肾脏功能的患者。肾移植是治疗慢性肾衰竭及尿毒症的根本方法。肾移植因其供肾来源不同分为自体肾移植、同种异体肾移植和异种肾移植,习惯把同种异体肾移植简称为肾移植。成功的肾移植可以使患者免除透析的必要,而且比腹膜透析或血液透析更能有效地治疗肾衰竭。

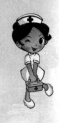

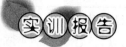

实训八 泌尿系统疾病

班级:＿＿＿＿＿＿＿＿ 姓名:＿＿＿＿＿＿＿＿ 学号:＿＿＿＿＿＿＿＿ 得分:＿＿＿＿＿＿＿＿

1. 观察下列大体标本图片,简要描述其病变特点并作出正确的病理诊断。

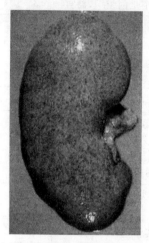

图 1 - 8 - 1

(1) 图 1 - 8 - 1 病变特点是:

(2) 病理诊断是:

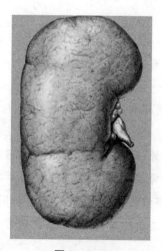

图 1 - 8 - 2

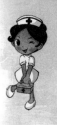

（3）图 1 - 8 - 2 病变特点是：

（4）病理诊断是：

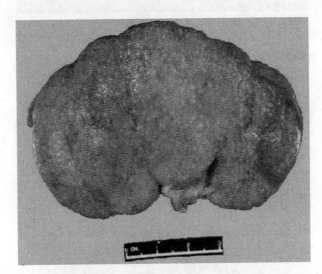

图 1 - 8 - 3

（5）图 1 - 8 - 3 病变特点是：

（6）病理诊断是：

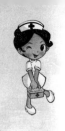

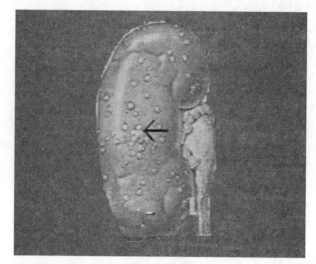

图 1 - 8 - 4

（7）图 1 - 8 - 4 病变特点是：

（8）病理诊断是：

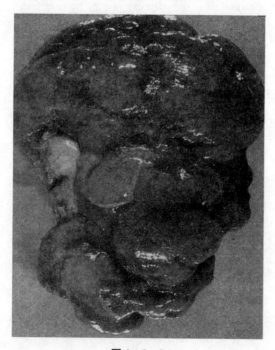

图 1 - 8 - 5

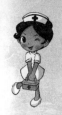

（9）图1-8-5病变特点是：

（10）病理诊断是：

2. 观察下列病理切片图片，简要描述其病变特点并作出正确的病理诊断。

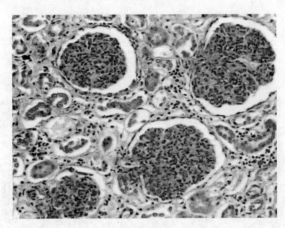

图1-8-6

（1）请描述图1-8-6的病变特点：

（2）观察图片后你作出的病理诊断是：

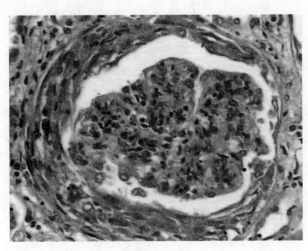

图1-8-7

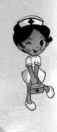

（3）请描述图 1-8-7 的病变特点：

（4）观察图片后你作出的病理诊断是：

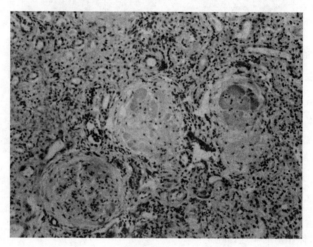

图 1-8-8

（5）请描述图 1-8-8 的病变特点：

（6）观察图片后你作出的病理诊断是：

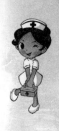

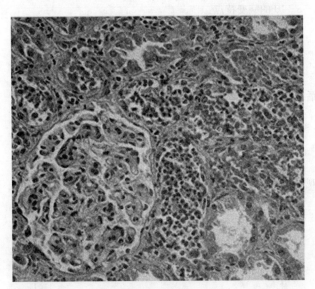

图 1 - 8 - 9

（7）请描述图 1 - 8 - 9 的病变特点：

（8）观察图片后你作出的病理诊断是：

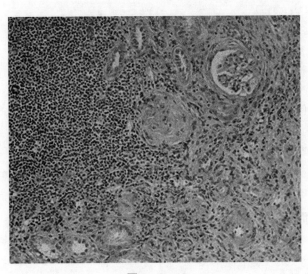

图 1 - 8 - 10

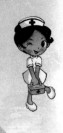

（9）请描述图 1 - 8 - 10 的病变特点：

（10）观察图片后你作出的病理诊断是：

3. 选择一张已观察的病理切片，绘制其镜下图。

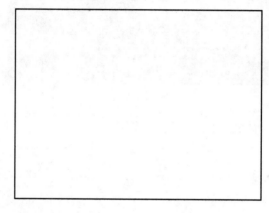

4. 回答病例讨论中的讨论题：

病例一

（1）该患者最可能罹患何种疾病？诊断的依据是什么？

（2）患者为什么会出现血尿、水肿、高血压？

（3）临床上应如何进行鉴别诊断？

病例二

（1）该患者最可能罹患何种疾病？诊断的依据是什么？

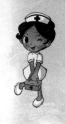

（2）患者为什么会出现尿频、尿急、尿痛？

（3）该病的感染途径是什么？

病例三

（1）患者最可能罹患何种疾病？诊断的依据是什么？

（2）在镜下观察该患者的肾脏可能会出现哪些病理变化？

（3）临床上应如何进行鉴别诊断？

病例四

（1）该患者最可能患哪种疾病？诊断的依据是什么？

（2）分析该患者出现贫血的机制。

（3）临床上如何进行鉴别诊断？

病例五

（1）该患者最可能患哪种疾病？诊断的依据是什么？

（2）分析该患者迅速出现少尿无尿的机制。

（3）临床上如何进行鉴别诊断？

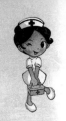

实训九　女性生殖系统和乳腺疾病

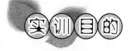

1. 熟悉子宫颈息肉、子宫腺肌症、子宫颈癌、子宫平滑肌瘤、葡萄胎、侵袭性葡萄胎、绒毛膜上皮癌、卵巢浆液性囊腺癌、乳腺浸润性导管癌的大体病变特点。

2. 熟悉子宫腺肌症、葡萄胎、乳腺浸润性导管癌的组织学特点。

3. 分析上述疾病对机体的影响。

4. 理论联系实际,养成实事求是的科学态度和方法。

实训前准备

1. 复习相关的正常组织、器官结构。

2. 复习本章已学的基本理论知识。

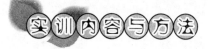

项目 1　大体标本观察

一、实训方法

1. 肉眼观察、识别标本是何器官。

2. 寻找女性生殖系统和乳腺疾病标本病变部位,观察、识别其病变特点并加以描述。

3. 作出正确的病理诊断。

4. 联系镜下病变并分析对机体的影响。

二、实训内容及观察

1. 子宫颈息肉　息肉 2 cm×1.5 cm×0.5 cm 大小,有细长的蒂连接于颈管外口与内口之间,灰白灰褐色,质软。

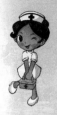

2. 子宫颈肥大　宫颈口为经产妇子宫口,宫颈体积增大,直径约 6 cm,灰白湿润,肿胀。

3. 子宫腺肌症(弥漫型)　子宫均匀增大,宫壁增厚明显,切面可见增厚的子宫壁中弥漫性散在大小不等的小腔,呈灰白色,结构疏松。部分腔隙扩张呈小囊肿,部分腔隙内见紫蓝色出血点,小腔隙周围可见平滑肌纤维呈漩涡状排列。

4. 葡萄胎　呈葡萄状的水泡组织一堆,共约 5 cm×2 cm×2 cm 大小,灰白色,半透明,水泡大小不等,有蒂相连,大者如黄豆,小的如针尖。

5. 侵袭性葡萄胎　子宫全切标本,已切开,约 12 cm×10 cm×4 cm 大小。切面可见子宫肌壁间有大小不等、深浅不同的水泡状组织,肌层内见出血坏死,有处可见穿透子宫浆膜层。

6. 绒毛膜上皮癌　癌肿位于子宫底部,呈结节状,单个。结节呈暗紫红色,质软脆,出血坏死明显颇似血肿。子宫体积明显增大。

7. 子宫颈癌(外生菜花型)　子宫标本一个,宫颈显著增大,见灰白色肿块向子宫颈表面生长,呈乳头状或菜花状突起,表面局部坏死并形成浅表溃疡。

8. 子宫体腺癌(弥漫型)　子宫增大约胎头大小,剖面可见子宫内膜弥漫性增厚,表面粗糙不平,灰白色,质脆,部分呈黑褐色(出血),并可见灰白癌组织浸润肌层中间。

9. 子宫平滑肌瘤　增大明显的子宫表面,切面见子宫肌壁间、浆膜下、黏膜下多发灰白肿块,大小不等,编织状或漩涡状,与周围组织界限清楚,无包膜。

10. 卵巢浆液性乳头状囊腺癌　已剖开的灰褐色肿块,大部分呈囊性,部分为实性。囊性区囊壁厚 0.2～0.8 cm,内壁局部见灰白色乳头状突起,呈多灶性,大小不等;实性区灰白色,质脆,呈细颗粒状,局部见坏死区域。

11. 卵巢黏液性囊腺瘤　肿瘤表面光滑,包膜完整,由多个大小不等的囊腔组成(多房囊性),腔内充满黏稠的液体,部分囊腔内黏液黏稠呈块状,囊内壁光滑。

12. 乳腺浸润性导管癌　肿瘤切面呈灰白色,质硬,无包膜,与周围组织分界不清,可见灰白色癌组织呈树根状侵入邻近组织内,深达筋膜。表面皮肤呈橘皮样改变。

项目2　病理切片观察

一、实训方法

1. 由低倍镜到高倍镜观察、识别切片是何组织。

2. 寻找女性生殖系统和乳腺切片的病变部位,观察、识别病变特点并加以描述。

3. 作出正确的病理诊断。

4. 联系大体病变并分析对机体的影响。

二、实训内容及观察要点

1. 子宫腺肌症　子宫肌层中出现子宫内膜腺体及间质,呈岛状分布,其周围有肥大的平滑肌纤维。异位的腺体往往呈增生期改变。

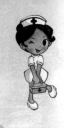

2. 葡萄胎　①绒毛高度水肿,间质内中央水池形成。②间质血管消失。③滋养叶细胞不同程度增生,包括合体滋养叶细胞和细胞滋养叶细胞。

3. 绒毛膜上皮癌　切片取自子宫肌壁,见肌层中大量成片滋养叶细胞浸润,无血管和间质,无绒毛结构,滋养叶细胞异型性大,核分裂象易见,细胞形态、大小、染色深浅不一致。部分细胞核圆形,核膜核仁清楚,胞浆分界较清楚,称朗格汉斯细胞;部分细胞融合成片,胞浆丰富红染,核为多个称合体细胞。癌组织内出血坏死明显。

4. 子宫颈鳞状细胞癌　子宫颈间质内见异型鳞状上皮呈巢状浸润,癌巢大小形状不一,部分癌巢内见角化珠形成。癌巢周围纤维组织增生,淋巴细胞嗜酸性粒细胞浸润。

5. 乳腺浸润性导管癌　癌细胞排列成巢状、团索状突破导管基底膜浸润性生长,周围保留部分导管内原位癌结构。癌细胞大小形态各异,多形性明显,核分裂象多见,并见肿瘤细胞坏死。

项目3　病例讨论

病例一

患者,女,32岁,因咳嗽,反复咯血及胸痛在某医院X线诊断为肺炎,予以抗感染治疗稍好转。停止治疗后未再复查。半年来反复咯血,入院治疗。

既往史:十余年来有哮喘症状,对症治疗即会好转。曾做人工流产两次,半年前第二次人工流产后月经淋漓不净,身体逐渐消瘦。体格检查:体温37.5 ℃,脉搏110次/分,呼吸22次/分,血压110/60 mmHg。消瘦、慢性病容;右胸叩诊浊音,两肺散在多量干湿性啰音,心界不扩大,心律齐,肝脾未触及。子宫未查。实验室检查:红细胞$3×10^{12}$/L,血红蛋白86 g/L。X线胸片:左肺下野见一圆形阴影,周围境界较模糊,痰查癌细胞阴性。

入院后经用各种抗生素治疗病情稍见好转,期间曾有胸痛咯血多次,病人日趋衰弱,某晚心悸加重,突发心跳呼吸停止,抢救无效死亡。

尸体解剖所见:中年女性尸体,消瘦,眼结膜苍白。右肺动脉心包外段及上叶分支内有黄色半凝固物堵塞。左肺下叶近肺门侧见4.2 cm×3.6 cm×3.3 cm类圆形病灶,切面灰黄,内有散在褐色斑块,附近尚有数个小圆形病灶。心脏右心室壁厚0.5 cm,右心室腔稍扩大。子宫大小正常,镜下观察:圆形病灶系大片红染的坏死组织构成,周边可见成团的滋养叶细胞,细胞滋养叶细胞和合体滋养叶细胞均可见,异型性明显,但未见绒毛结构。右肺动脉心包外段腔内黄色半凝固物结构与左肺病灶相同。子宫内膜腺体大部分消失,子宫肌组织内有多量扩张的淋巴管及毛细血管,未见滋养叶细胞病灶。

病理解剖学诊断:

1. 左肺下叶转移性绒毛膜上皮癌。

2. 右肺动脉及分支癌栓形成,两肺小动脉内多发性癌栓。

讨论题:

(1) 你是否同意肺转移性绒毛膜上皮癌的诊断? 依据是什么?

(2) 为什么会出现上述临床表现?

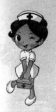

(3) 死因是什么?

病例二

患者,女,34 岁,出现肉眼血尿 3 个月,每次血尿均与月经周期同步,最近一次月经时,除血尿外,还出现便血。到某医院泌尿科看病,膀胱镜检,发现膀胱壁上有一个核桃大小半球形隆起肿块。病理活检发现膀胱壁组织内有大量子宫内膜腺体及间质。

讨论题:

(1) 该患者的诊断是什么?

(2) 为何出现血尿及便血?

(3) 该患者的预后怎样? 为什么?

病例三

患者,女,26 岁,已婚未生育,系医院某教授之女,因阴道不规则流血而就诊。经诊刮确诊为子宫内膜中-重度非典型增生,家属非常紧张。因系本院子弟,医院高度重视,当时大会诊的治疗意见有两种:①手术治疗切除子宫;②保守治疗(药物治疗+密切观察)。因患者年轻且未生育,选择了第二种方案,追观过程中,多次诊刮,发现病情逐步好转,1 年后,恢复到单纯性增生,2 年后,怀孕并生下一男孩。

从此病例可知:子宫内膜增生症呈渐进性发展至癌,但亦可逆行性发展而逐步恢复。

讨论题:

对于中-重度非典型增生的病例,尤其是年轻患者,手术切除宜谨慎,为什么?

病例四

患者,女,48 岁,发现右乳肿块 3 周。

3 周前,患者偶然发现右乳肿物,位于外上方,伴轻微疼痛、轻压痛,无红肿,无乳头溢液,未予诊治。1 周前于外院行 B 超检查,提示右乳实性占位。为进一步诊治入院。

患者已婚,平素月经规律,G2P1,双胞胎,哺乳 1 年余。既往体健,无肝炎、结核病史。

查体:体温 36.5 ℃,脉搏 80 次/分,呼吸 18 次/分,血压 120/60 mmHg。发育营养良好,心肺及腹部检查均未发现异常。

外科情况:双侧乳腺外形对称,乳头无凹陷、糜烂或溢液。乳腺组织呈团块状,有均匀分布的小结节,质软。右乳外上象限可触及一类圆形肿物,直径约 2 cm,质地硬韧,边界不清,活动度差,表面皮肤稍有凹陷,压痛不明显。左乳未及肿物。右侧腋窝触及肿大淋巴结,直径约 1.5 cm。

讨论题:

(1) 初步诊断及诊断的依据是什么?

(2) 鉴别诊断是什么?

(3) 进一步需要哪些检查或下一步如何治疗?

(4) 如术后病理诊断乳腺浸润性导管癌,为进行下一步治疗,需要做哪些免疫组化标记检查?

病例五

患者,女,30 岁,因性交出血半年,加重 3 个月就诊。

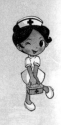

患者月经正常,近半年偶有性交出血,自认为与宫内避孕器有关。近3个月性交出血频繁,G1P1,男孩已7岁,足月顺产。6年前放置避孕环检查正常,此后未在进行过妇科检查。

妇科检查:外阴(一),阴道少许血迹,宫颈前唇见一菜花状赘生物,直径2.5 cm,质脆易出血,子宫前位,正常大小,双侧宫旁组织未见增厚。

讨论题:

(1) 初步诊断及诊断的依据是什么?

(2) 下一步应如何进一步检查?

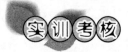

在实验实训过程中或之后,对学生观察标本和切片的效果进行考核,计入成绩。评分标准附后。

女性生殖系统疾病病理切片实训考核评分标准

班级:＿＿＿＿＿＿　　姓名:＿＿＿＿＿＿　　学号:＿＿＿＿＿＿　　　得分:＿＿＿＿＿＿

项　目		评价内容	分值	评分等级及分值			得分及扣分依据
				A	B	C	
实训素质		仪表端庄,工作服整洁	5	5	4~3	2~0	
		安静、有秩序,提前5 min进入实验室,不携带与实验无关的物品	5	5	4~3	2~0	
实训态度		听课认真,注意力集中,保持安静	3	3	2	1~0	
		细心观察示教过程	3	3	2	1~0	
		操作认真,勤于思考	4	4	3	2~0	
操作过程	操作前准备	搬移显微镜手法正确,认真检查显微镜	5	5	4	3~0	
		操作台准备:台面清洁、无杂物、光线充足	2	2	1	0	
		复习理论,用物准备(少备一种扣0.5分)	3	3	2	1~0	
	操作中	根据需要缩放光圈,升降聚光器,调节光量	3	3	2	1~0	
		低倍镜确定观察部位后移至视野中央换高倍镜	7	7	6	5~0	
		缓慢转动粗调节,再用细调节调至图像清晰	5	5	4~3	2~0	
		有序观察指定的病理切片,正确识别病变并按时完成	20	20	19~10	9~0	
		端坐,观察时左眼窥镜,右眼记录绘图	10	10	9~5	4~0	
		显微镜擦净后,物镜转为"八"字形并降低,下降聚光器	5	5	4~3	2~0	

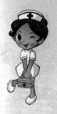

项 目		评价内容	分值	评分等级及分值			得分及扣分依据
				A	B	C	
操作过程	操作后整理	正确处理玻片标本、实验器材物归原处	3	3	2	1～0	
		使用后的废物分类处置,放入指定地方	2	2	1	0	
		认真检查显微镜,搬移手法正确,送至显微镜室,清扫地面,整理实验室	5	5	4	3～0	
评 价		态度端正,操作规范,认真练习	5	5	4～2	1～0	
完成实训报告		认真完成实训报告	5	5	4	3～0	
总 分			100				

实验教师签名： 实训时间：

女性生殖系统疾病大体标本实训考核评分标准

班级：_____ 姓名：_____ 学号：_____ 得分：_____

项 目		评价内容	分值	评分等级及分值			得分及扣分依据
				A	B	C	
实训素质		仪表端庄,工作服整洁	5	5	4～3	2～0	
		安静、有秩序,提前5 min进入实验室,不携带与实验无关的物品	5	5	4～3	2～0	
实训态度		听课认真,注意力集中	3	3	2	1～0	
		细心观察示教过程	3	3	2	1～0	
		操作认真,勤于思考	4	4	3	2～0	
操作过程	操作前准备	搬移大体标本手法正确,认真检查是否漏液	5	5	4	3～0	
		操作台准备:台面清洁、无杂物、光线充足	5	5	4	3～0	
	操作中	正确识别大体标本是何组织、器官	3	3	2	1～0	
		观察大体标本,指出标本的病变部位	7	7	6	5～0	
		识别、描述指定的大体标本的病变特点,能按时完成	20	20	19～10	9～0	
		根据结果分析,作出正确病理诊断	10	10	9～5	4～0	
		观察标本时理论联系实际	5	5	4～3	2～0	
		操作过程井然有序,保持安静	5	5	4～3	2～0	

续表

项 目		评价内容	分值	评分等级及分值			得分及扣分依据
				A	B	C	
操作过程	操作后整理	大体标本、实验器材物归原处	3	3	2	1～0	
		使用后的废物分类处置,放入指定地方	2	2	1	0	
		清扫地面,整理实验室	5	5	4	3～0	
评 价		态度端正,操作规范,认真练习	5	5	4～2	1～0	
完成实训报告		认真完成实训报告	5	5	4	3～0	
总 分			100				

实验教师签名:　　　　　　　　　　　实训时间:

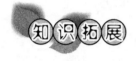

乳腺癌生物学标记物及分子亚型

近年来,乳腺癌生物学标记物的检测越来越广泛地应用于乳腺癌的预后评估及指导治疗。

1. ER 与 PR　正常乳腺上皮细胞核内均含有雌二醇受体(ER)和孕酮受体(PR),接受相应激素作用时,可启动细胞分裂周期。乳腺癌病人 ER 与 PR 检测结果分为受体阳性与受体阴性。受体阳性者,对内分泌治疗敏感,预后较好。

2. HER2 原癌基因　HER2 原癌基因的扩增及过表达,与癌细胞的增殖与侵袭有关,与肿瘤转移率高、复发时间短、生存率低有关。但 HER2 原癌基因过表达者,可应用抗 HER2 原癌基因的单克隆抗体进行靶向治疗,效果良好。

3. Ki-67　Ki-67 是一种细胞增殖相关抗原,仅在增殖细胞的核中表达,与细胞的有丝分裂有关。乳腺癌 Ki-67 检测值越高,表明肿瘤生长越快,分化程度越低。

乳腺癌分子亚型

分子亚型	分子标记物检测	疗效及预后
管腔 A 型	ER+,PR+,HER2-	内分泌治疗敏感,化疗多不敏感,预后较好
管腔 B 型	ER+,PR+,HER2+	内分泌治疗及化疗均敏感,预后好
HER2 型	ER-,PR-,HER2+	内分泌治疗不敏感,化疗敏感,预后相对较差
基底样型	ER-,PR-,HER2-	内分泌治疗及化疗均不敏感,预后不良

HPV 疫苗

女性感染 HPV 非常常见,但目前没有特效药物能够清除 HPV。人们研制的 HPV 疫苗,能够引起机体免疫系统产生针对性抗体,从而对 HPV 病毒感染起到免疫预防作用。目前 HPV 疫苗种类很多,最流行的主要有:① 双价疫苗"Cervarix",可有效预防

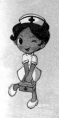

HPV16 型和 HPV18 型感染;②四价疫苗"Gardasil",可预防 HPV6、HPV11、HPV16 和 HPV18 型感染;③九价疫苗"Gardasil",可预防 HPV6、HPV11、HPV16、HPV18、HPV31、HPV33、HPV45、HPV52、HPV58 九种亚型的感染。女性在性生活之前进行接种效果最好,一般认为最佳接种年龄为 11～12 岁。

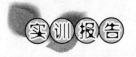

实训九　女性生殖系统和乳腺疾病

班级：_____　　姓名：_____　　学号：_____　　得分：_____

1. 观察描述宫颈息肉、子宫腺肌症、子宫颈癌、葡萄胎、乳腺癌等大体形态。

2. 观察下列图片,简要描述其病变特点并作出正确的病理诊断。

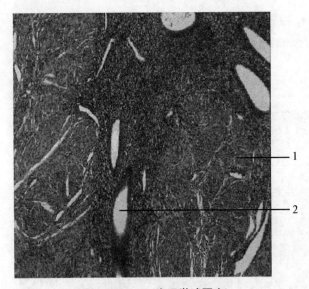

图 1－9－1　(病理学试题库)

①请描述图 1－9－1 的病变特点：

②图 1－9－1 中标示的 1 是_____,2 是_____。

③观察图片后你作出的病理诊断是：

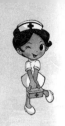

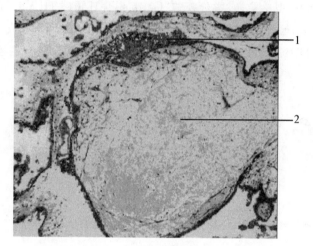

图1-9-2

①请描述图1-9-2的病变特点:

②图1-9-2中标示的1是_____,2是_____。

③观察图片后你作出的病理诊断是:

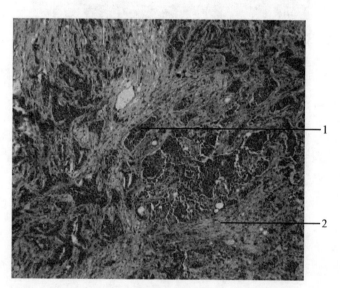

图1-9-3

①请描述图1-9-3的病变特点:

②图1-9-3中标示的1是_____,2是_____。

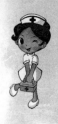

③观察图片后你作出的病理诊断是：

3. 回答病例讨论中的讨论题：

病例一

(1) 你是否同意肺转移性绒毛膜上皮癌的诊断？依据是什么？

(2) 为什么会出现上述临床表现？

(3) 患者死因是什么？

病例二

(1) 该患者的诊断是什么？

(2) 为何出现血尿及便血？

(3) 该患者的预后怎样？为什么？

病例三

对于中—重度非典型增生的病例,尤其是年轻患者,手术切除宜谨慎,为什么？

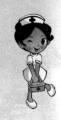

病例四

（1）初步诊断及诊断的依据是什么？

（2）鉴别诊断是什么？

（3）进一步需要哪些检查或下一步如何治疗？

（4）如术后病理诊断乳腺浸润性导管癌，为进行下一步治疗，需要做哪些免疫组化标记检查？

病例五

（1）初步诊断及诊断的依据是什么？

（2）下一步应如何进一步检查？

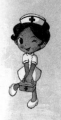

实训十 传染病及寄生虫病

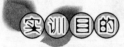

1. 学会观察描述病毒性肝炎、结核病、细菌性痢疾、伤寒、流行性脑脊髓膜炎等病变标本与切片,掌握其病变特征。

2. 分析上述疾病对机体的影响。

3. 理论联系实际,养成实事求是的科学态度和方法。

实训前准备

1. 复习相关的正常组织、器官结构。

2. 复习本章已学的基本理论知识。

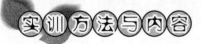

项目1 大体标本观察

一、实训方法

1. 肉眼观察、识别标本是何器官。

2. 寻找各种传染病标本病变部位,观察、识别其病变特点并加以描述。

3. 作出正确的病理诊断。

4. 联系镜下病变并分析对机体的影响。

二、实训内容及观察要点

1. 急性重型肝炎 肝脏纵切标本(图1-10-1),肝体积明显缩小;边缘变锐,包膜皱缩,质地柔软;表面及切面呈土黄色。

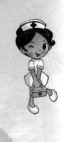

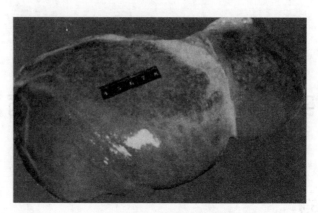

图 1 - 10 - 1　肝脏标本

2. 原发性肺结核　标本为儿童右肺,肺上叶近胸膜处有约 1.5 cm 原发结核病灶,同侧肺门淋巴结肿大,并有肝酪样坏死。

3. 慢性纤维空洞型肺结核　标本为一侧肺脏,肺内可见多个厚壁空洞,以肺上叶较多。空洞大小不一,形态不规则,洞壁厚,壁内有干酪样坏死灶。近胸膜处空洞突破胸膜,引起气胸。可见右肺纤维化及肺不张。

肺结核

4. 肺粟粒性结核　肺组织内密布灰黄或灰白色、分布均匀、粟粒大小、境界清楚的结节状病灶。病变多以增生为主。

5. 脾粟粒性结核　脾脏一个(图 1 - 10 - 2),在其表面和切面均可见粟粒大小、灰白色、分布均匀、境界清楚的结节状病灶(为全身粟粒性结核一部分)。

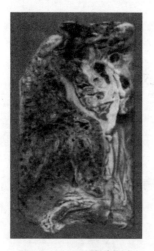

图 1 - 10 - 2　脾脏标本

粟粒性肺结核

脾粟粒性结核

6. 肾结核　标本为已切开的肾脏,肾皮质和髓质交界处或肾乳头区发生干酪样坏死,坏死物破入肾盂而在局部形成空洞,空洞表面尚可见干酪样坏死物残留。

7. 肠结核　结肠一段(图 1 - 10 - 3),其黏膜面见一环形溃疡,与肠的长轴垂直(结核杆菌首先侵入肠壁淋巴组织,形成结核结节,继而发生干酪样坏死,破溃后形成溃疡,由

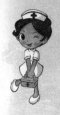

于病变沿肠壁淋巴管扩散,故溃疡多呈环形),溃疡愈合后由于瘢痕组织收缩,容易导致肠腔狭窄。

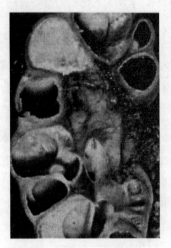

图 1 - 10 - 3 结肠标本   肠结核

8. **结核性胸膜炎** 标本为部分肺叶,肺内可见灰白色的结核病灶,邻近的胸膜脏、壁层均有明显增厚,是因纤维组织增生所致。

9. **细菌性痢疾** 乙状结肠一段。肠黏膜表面有一层灰黄色膜状物,粗糙、无光泽,即假膜。病变区域部分假膜脱落,形成表浅、不规则的溃疡。

10. **肠伤寒**

(1)髓样肿胀期:回肠下段见淋巴组织明显增生、肿胀,突出于黏膜表面,呈圆形或椭圆形,灰白色,质软,表面凹凸不平,状似脑的沟回。

(2)坏死期:回肠下段见淋巴组织明显增生、肿胀,由于局部组织的血管受压而缺血以及致敏的淋巴细胞对细菌毒素的过敏反应,使肿胀的淋巴组织中心和表面发生小灶性坏死。坏死处明显凹陷,如坏死物脱落则可形成溃疡。

结核性胸膜炎   慢性细菌性痢疾   肠伤寒

11. **流行性脑脊髓膜炎** 软脑膜血管高度扩张充血,蛛网膜下腔充满灰黄或灰白色脓性渗出物,覆盖于脑沟脑回表面,导致大脑沟回模糊不清,尤以大脑顶叶和额叶病变最明显。脑实质无明显病变(图 1 - 10 - 4)。

12. **流行性乙型脑炎** 脑膜血管充血,脑水肿明显,脑回变宽,脑沟变窄,切面见脑实质充血水肿,有散在粟粒大或针尖大的软化灶(图 1 - 10 - 5)。

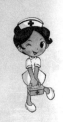

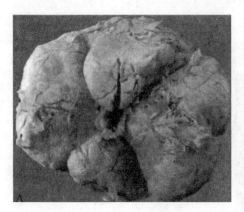

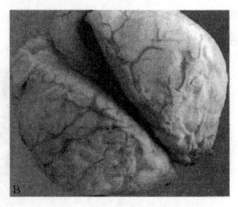

图 1 - 10 - 4 脑脊髓膜炎　　　　　　　图 1 - 10 - 5 乙型脑炎标本

项目 2　病理切片观察

一、实训方法

1. 由低倍镜到高倍镜观察、识别切片是何组织。
2. 寻找各种传染病切片的病变部位,观察、识别病变特点并加以描述。
3. 作出正确的病理诊断。
4. 联系大体病变并分析对机体的影响。

二、实训内容及观察要点

1. 急性肝炎　低倍镜:肝索排列紊乱,肝窦受压,可见嗜酸性小体。高倍镜:肝细胞体积增大,胞质透亮,排列紊乱;肝细胞嗜酸性变及嗜酸性小体;点状坏死,坏死灶内及汇管区有炎细胞浸润。

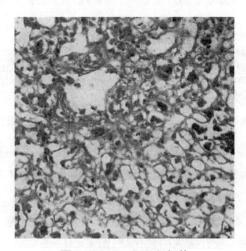

图 1 - 10 - 6　肝组织切片

2. 肺粟粒性结核　低倍镜:肺组织中有大量结节状病灶,病灶中央可见红染无结构

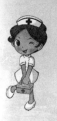

物质,为干酪样坏死物。高倍镜:结节状病灶中央可见红染颗粒状无结构的干酪样坏死物及多核巨细胞。巨细胞胞质丰富,其中有多个细胞核,细胞核呈马蹄状或环状排列,称为朗格汉斯细胞。结节外围还可见大量的类上皮细胞、成纤维细胞和淋巴细胞。

3. 细菌性痢疾　低倍镜:肠黏膜为红染假膜覆盖,黏膜上皮及腺体大片消失。高倍镜:假膜由无结构的坏死物质及纤维素构成,黏膜层、肌层有充血、水肿、大量炎细胞浸润。

4. 肠伤寒　低倍镜:肠黏膜及黏膜下层充血水肿,淋巴组织、巨噬细胞增生。高倍镜:增生的巨噬细胞胞浆内常吞噬有伤寒杆菌、红细胞、淋巴细胞和坏死细胞碎片,称为伤寒细胞。伤寒细胞聚集成结节状,称为伤寒小结或伤寒肉芽肿。

粟粒性肺结构
切片号:38

细菌性痢疾
切片号:39

肠伤寒(髓样肿胀期)
切片号:41

5. 流行性脑脊髓膜炎　低倍镜:软脑膜血管扩张、充血,蛛网膜下腔增宽。高倍镜:蛛网膜下腔中充满大量中性粒细胞、少量单核细胞及纤维素性渗出物。脑实质病变不明显。

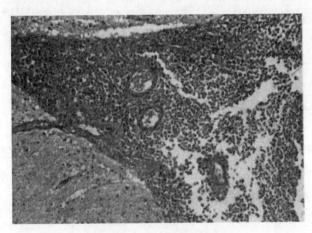

图 1 - 10 - 7　脑组织切片

项目 3　病例讨论

病例一

患者,男,62 岁,反复右上腹疼痛,伴反复皮肤黄染 20 余年,加剧 1 个月入院。患者自 20 多年前出现反复右上腹痛,伴皮肤发黄、食欲下降、乏力等表现,多年服用中药,时好时发。近 1 个月来症状加重并出现腹胀感。体格检查:皮肤、巩膜黄染,心肺未见异常,腹部膨隆,肝未扪及,脾肿大。实验室检查:谷丙转氨酶:30 U;HbsAg(+);B 超:肝脏弥漫小结节,个别结节约 6 cm×6 cm 大小。

讨论题:

(1) 请作出疾病的诊断并列出主要诊断依据。

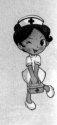

（2）该病的发展过程如何？

（3）如进一步确诊，你认为还应做哪些检查？

病例二

患者，男，61岁，近年来经常发热、乏力、食欲不振、盗汗、咳嗽、气喘，近一个月病情加重。既往有肺结核病史。体格检查：神志清，精神差，明显消瘦，两肺闻及湿性啰音。实验室检查：白细胞计数 $8 \times 10^9/L$，中性粒细胞57%，淋巴细胞42%。痰液查见结核杆菌。X线示两肺有多个大小不等的厚壁空洞。

讨论题：

（1）患者可能患有什么病？诊断的依据是什么？

（2）如病情进一步发展，可能会有什么样的结果？

（3）患者的两肺为何会出现湿性啰音？

病例三

患儿，男，4岁，突然发生高热、头痛、喷射状呕吐，次日皮肤出现瘀斑和瘀点，从面部开始，逐渐延至腹部及下肢。体检：体温39.5℃，心率160次/分，心律齐，神志清，烦躁不安，颈强直。实验室检查：白细胞计数 $18 \times 10^9/L$，中性粒细胞97%，脑脊液压力增高，混浊呈脓性。

讨论题：

（1）患儿可能患有什么病？诊断的依据是什么？

（2）为什么患儿出现了颈强直、皮肤瘀斑和瘀点？

（3）在镜下观察，患儿脑的病变特点是什么？

病例四

患者，男，23岁，在饮用不洁水后，出现发热、全身不适、四肢酸痛，并出现腹痛、腹泻、里急后重、脓血便等症状。体格检查：体温39.2℃，左下腹部压痛。实验室检查白细胞计数 $16 \times 10^9/L$，中性粒细胞93%，大便为黏液脓血便，量少。

讨论题：

（1）根据临床资料，请你诊断患者罹患何病并说出诊断依据。

（2）患者为何会出现里急后重、黏液脓血便等症状？

（3）该患者的肠道病变如何？

病例五

患者，男，20岁，因发热、头痛、呕吐急诊入院。20 d前患者淋雨后出现头痛、发热，体温38.5～40℃。给予感冒胶囊、抗生素、退热药等治疗，症状无明显改善。10 d前头痛加剧，并开始出现喷射状呕吐，呕吐物为食物。2天前患者自觉双下肢麻木、乏力，急诊入院。体格检查：体温39℃，脉搏116次/分，血压120/80 mmHg。痛苦面容，神志恍惚，嗜睡，颈僵硬，两瞳孔等大、对称，对光反射良好。心肺检查未见明显异常，腹部平软、有压痛。颈强直，克氏征阳性，膝反射与跟腱反射未引出。实验室检查：白细胞计数 $8.7 \times 10^9/L$，中性粒细胞58%，淋巴细胞41%。脑脊液压力增高，糖低、蛋白高、细胞数增多，

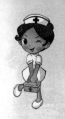

并查见抗酸杆菌。X线示双肺上部各有一结节状阴影,边缘模糊呈云雾状。

讨论题:

(1) 该患者罹患了什么疾病? 诊断的依据是什么?

(2) 请解释患者各病变之间的相互关系。

(3) 患者肺部病变在镜下有何特点?

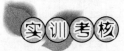

在实验实训过程中或之后,对学生观察标本和切片的效果进行考核,计入成绩。评分标准附后。

传染病病理切片实训考核评分标准

班级:＿＿＿＿＿　　姓名:＿＿＿＿＿　　学号:＿＿＿＿＿　　得分:＿＿＿＿＿

项　目		评价内容	分值	评分等级及分值			得分及扣分依据
				A	B	C	
实训素质		仪表端庄,工作服整洁	5	5	4~3	2~0	
		安静、有秩序,提前 5 min 进入实验室,不携带与实验无关的物品	5	5	4~3	2~0	
实训态度		听课认真,注意力集中,保持安静	3	3	2	1~0	
		细心观察示教过程	3	3	2	1~0	
		操作认真,勤于思考	4	4	3	2~0	
操作过程	操作前准备	搬移显微镜手法正确,认真检查显微镜	5	5	4	3~0	
		操作台准备:台面清洁、无杂物、光线充足	2	2	1	0	
		复习理论,用物准备(少备一种扣0.5分)	3	3	2	1~0	
	操作中	根据需要缩放光圈,升降聚光器,调节光量	3	3	2	1~0	
		低倍镜确定观察部位后移至视野中央换高倍镜	7	7	6	5~0	
		缓慢转动粗调节,再用细调节调至图像清晰	5	5	4~3	2~0	
		有序观察指定的传染病病理切片,正确识别病变并按时完成	20	20	19~10	9~0	
		端坐,观察时左眼窥镜,右眼记录绘图	10	10	9~5	4~0	
		显微镜擦净后,物镜转为"八"字形并降低,下降聚光器	5	5	4~3	2~0	

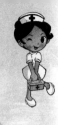

续表

项　目		评价内容	分值	评分等级及分值			得分及扣分依据
				A	B	C	
操作过程	操作后整理	正确处理玻片标本、实验器材物归原处	3	3	2	1～0	
		使用后的废物分类处置,放入指定地方	2	2	1	0	
		认真检查显微镜,搬移手法正确,送至显微镜室,清扫地面,整理实验室	5	5	4	3～0	
评　价		态度端正,操作规范,认真练习	5	5	4～2	1～0	
完成实训报告		认真完成实训报告	5	5	4	3～0	
总　分			100				

实验教师签名：　　　　　　　　　　实训时间：

传染病大体标本实训考核评分标准

班级：＿＿＿＿＿　姓名：＿＿＿＿＿　学号：＿＿＿＿＿　得分：＿＿＿＿＿

项　目		评价内容	分值	评分等级及分值			得分及扣分依据
				A	B	C	
实训素质		仪表端庄,工作服整洁	5	5	4～3	2～0	
		安静、有秩序,提前 5 min 进入实验室,不携带与实验无关的物品	5	5	4～3	2～0	
实训态度		听课认真,注意力集中	3	3	2	1～0	
		细心观察示教过程	3	3	2	1～0	
		操作认真,勤于思考	4	4	3	2～0	
操作过程	操作前准备	搬移大体标本手法正确,认真检查是否漏液	5	5	4	3～0	
		操作台准备:台面清洁、无杂物、光线充足	5	5	4	3～0	
	操作中	正确识别大体标本是何组织、器官	3	3	2	1～0	
		观察大体标本,指出标本的病变部位	7	7	6	5～0	
		识别、描述指定的传染病大体标本的病变特点,能按时完成	20	20	19～10	9～0	
		根据结果分析,作出正确病理诊断	10	10	9～5	4～0	
		观察标本时理论联系实际	5	5	4～3	2～0	
		操作过程井然有序,保持安静	5	5	4～3	2～0	

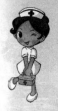

续表

项　目		评价内容	分值	评分等级及分值			得分及扣分依据
				A	B	C	
操作过程	操作后整理	大体标本、实验器材物归原处	3	3	2	1~0	
		使用后的废物分类处置，放入指定地方	2	2	1	0	
		清扫地面，整理实验室	5	5	4	3~0	
评　价		态度端正，操作规范，认真练习	5	5	4~2	1~0	
完成实训报告		认真完成实训报告	5	5	4	3~0	
总　分			100				

实验教师签名：　　　　　　　　实训时间：

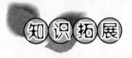

计划免疫

　　计划免疫（planed immunization）是指根据某些特定传染病的疫情监测和人群免疫状况分析，按照规定的免疫程序，有计划、有组织地利用疫苗进行免疫接种，以提高人群的免疫水平，预防、控制乃至最终消灭相应传染病。我国计划免疫工作的主要内容是对7周岁及以下儿童进行卡介苗、脊髓灰质炎三价糖丸疫苗、百白破三联疫苗和麻疹疫苗的基础免疫以及及时加强免疫接种，使儿童获得对结核、脊髓灰质炎、百日咳、白喉、破伤风和麻疹的免疫。部分省份还把流行性乙型脑炎、流行性脑脊髓膜炎和流行性腮腺炎等传染病的预防纳入计划免疫管理。

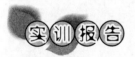

实训十　传染病

班级：_____　姓名：_____　学号：_____　得分：_____

1. 观察描述病毒性肝炎、结核病、细菌性痢疾、伤寒、流行性脑脊髓膜炎的大体标本的形态学变化。

2. 分析病毒性肝炎、细菌性痢疾、伤寒、流行性脑脊髓膜炎和乙型脑炎等对机体的影响。

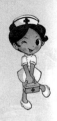

3. 观察下列图片,简要描述其病变特点、标出所示病变并作出正确的病理诊断。

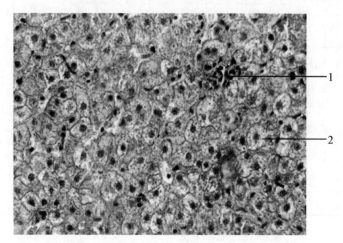

图 1 - 10 - 8

①请描述图 1 - 10 - 8 的病变特点:

②图 1 - 10 - 8 中标示的 1 是_____,2 是_____。

③观察图片后你作出的病理诊断是:

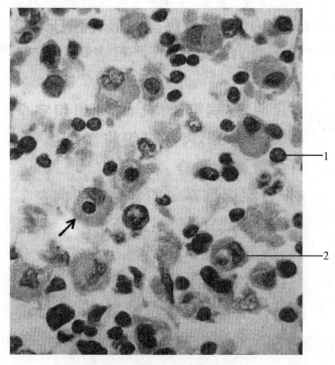

图 1 - 10 - 9

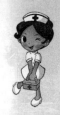

①请描述图 1 - 10 - 9 的病变特点：

②图 1 - 10 - 9 中标示的 1 是＿＿＿＿＿＿＿＿,2 是＿＿＿＿＿＿。
③观察图片后你作出的病理诊断是：

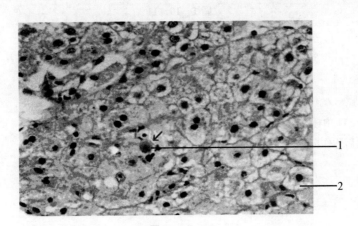

图 1 - 10 - 10

①请描述图 1 - 10 - 10 的病变特点：

②图 1 - 10 - 10 中标示的 1 是＿＿＿＿＿＿＿＿,2 是＿＿＿＿＿＿。
③观察图片后你作出的病理诊断是：

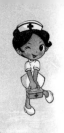

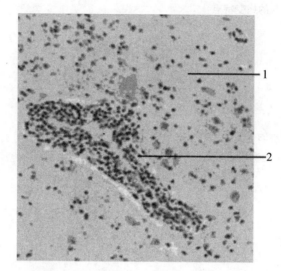

图 1 - 10 - 11

①请描述图 1 - 10 - 11 的病变特点：

②图 1 - 10 - 11 中标示的 1 是_____,2 是_____。

③观察图片后你作出的病理诊断是：

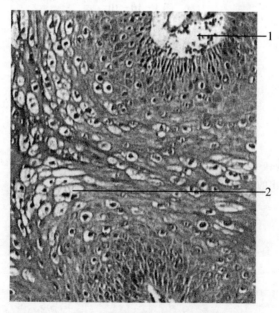

图 1 - 10 - 12

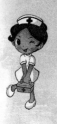

①请描述图 1－10－12 的病变特点：

②图 1－10－12 中标示的 1 是＿＿＿＿＿＿＿，2 是＿＿＿＿＿＿。

③观察图片后你作出的病理诊断是：

4. 绘制结核结节镜下图。

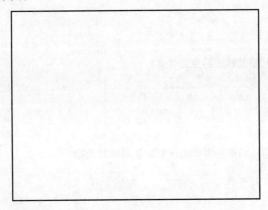

5. 回答病例讨论中的讨论题。

病例一

（1）请作出疾病的诊断并列出主要诊断依据。

（2）该病的发展过程如何？

（3）如进一步确诊，你认为还应做哪些检查？

病例二

（1）患者可能患有什么病？诊断的依据是什么？

（2）如病情进一步发展，可能会有什么样的结果？

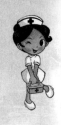

（3）患者的两肺为何会出现湿性啰音？

病例三

（1）患儿可能患有什么病？诊断的依据是什么？

（2）为什么患儿出现了颈强直、皮肤瘀斑和瘀点？

（3）在镜下观察，患儿脑的病变特点是什么？

病例四

（1）根据临床资料，请你诊断患者罹患何病并说出诊断依据。

（2）患者为何会出现里急后重、黏液脓血便等症状？

（3）该患者的肠道病变如何？

病例五

（1）该患者罹患了什么疾病？诊断的依据是什么？

（2）请解释患者各病变之间的相互关系。

（3）患者肺部病变在镜下有何特点？

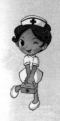

第二部分 病理生理学实训

绪 论

一、病理生理学实训概述

（一）病理生理学实训的特点

病理生理学的任务是研究疾病发生的原因和条件，并从功能和代谢变化的角度来探讨疾病发生、发展和转化的规律及其机制。它不仅是一门理论性很强的学科，也是实践性很强的实验学科。

病理生理学的研究方法，可分为动物实验和临床实验两类。临床实验以人体为实验对象，只适合做一些不损害人体健康、不增加病人痛苦、不耽误病情的实验项目。动物实验有急性实验和慢性实验之分；慢性实验是以完整健康而清醒的动物机体为对象，在与外界环境尽量保持自然一致的条件下，对某一项功能进行较长时间的系统观察和综合研究。如：通过唾液瘘管术研究唾液分泌规律；通过肾上腺切除术研究肾上腺功能等。但因为实验时间长、对实验结果的影响因素复杂以及教学学时有限等种种条件限制，因此，教学实验主要进行急性动物实验。

急性动物实验分为离体器官（组织）实验法和活体解剖实验法。①离体器官（组织）实验法：从动物体上取出要研究的器官或组织，置于近乎生理状态的环境中进行实验和观察。②活体解剖实验法：动物在麻醉（或去大脑）的状态下，手术暴露欲观察的器官或组织，进行实验和观察。急性动物实验无须无菌操作，实验条件可以人工控制，要观察的现象可重复验证，对机制可进行一定的分析；但因为实验对象并非自然状态、观察的时间短等原因，故实验结果有一定的局限性。

（二）病理生理学实训的目的

病理生理学实验的主要目的在于通过实验培养学生具有科学思维的方法和科学的工作态度，逐步提高学生综合观察、比较和分析客观事物的能力，以及通过基本技能训练提高独立解决问题的能力。要求做到：

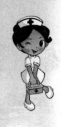

1. 了解和初步掌握病理生理学实验的基本方法和技能;学会观察、记录、分析实验结果及书写实验报告的基本方法。

2. 通过实验技术的技能训练和对实验结果的分析综合,提高独立思考和独立工作的能力,为后续学科的学习和科学研究打下一定的基础。

3. 验证和巩固课堂讲授的理论知识,培养学生理论联系实际的能力。

4. 重要的是了解获得实验资料一致性和可靠性的一些基本原则,以培养学生严肃的科学态度、严谨的科学作风和严密的科学思维方法。

（三）病理生理学实训的基本要求

1. 实训前

(1) 仔细阅读实验教材,了解实验的目的、要求、步骤、操作程序和注意事项。

(2) 结合实验内容复习有关理论,做到充分理解实验课的内容。

(3) 预测实验结果,对每一步骤应得的结果和可能发生的问题做到心中有数。

2. 实训中

(1) 自觉遵守实验室的规章制度。

(2) 检查实验器材是否完备;熟悉实验仪器的性能和基本操作方法。

(3) 严格按实验程序认真操作,不得进行与实验无关的活动。

(4) 爱护实验器材、实验动物,节省实验用品和药剂。

(5) 以实事求是的科学态度对待每项实验,仔细、耐心地观察实验过程中出现的现象,及时在实验记录上作好标记,随时记录实验结果,并联系理论进行思考:①发生了什么现象? ②为什么会出现这些现象? ③这些现象有何意义?

(6) 对老师讲解的问题以及实验小结应做好笔记。

3. 实训后

(1) 清点、清洗并擦干手术器械,整理仪器,使仪器面板各旋钮处于正常位置。如有损坏或缺少现象,应立即向老师报告。

(2) 填写使用实验仪器的登记本(卡)。

(3) 整理、分析实验结果,认真书写实验报告,按时递交任课教师批阅。

（四）实训报告的书写

书写实训报告是一项重要的基本技能训练,它不仅是对每一次实验的总结,更重要的是为了培养和训练学生的逻辑归纳能力、综合分析能力和文字表达能力,是科学论文写作的基础。因此,参加实验的每位学生,均应及时认真地书写实训报告。

1. 实训报告的书写格式

病理生理学实训报告

姓名_____ 学号_____ 班组_____ 实验室号_____ 日期_____

实训题目

实训目的

实训对象

实训方法和步骤

实训结果

分析和讨论

结论

2. 书写实训报告的一般要求

（1）实训方法和步骤

实训方法和步骤的书写可作扼要描述，仅描述实训的主要方法和步骤，避免烦琐地罗列实训过程。

（2）实训结果

实训结果的书写为实训中最重要的部分，应将实训过程中所观察或记录的现象做真实、正确、详细地记录。为客观反映实训结果，可把由记录系统描记的曲线、统计的数据直接贴在实训报告上，或自己绘制简图，并附以图注、标号及必要的文字说明。如果观察项目较多，亦可分步骤写实训结果。一般表达方式有三种，优秀的实训报告与论文中，常三者并用，从而得到最佳效果。

①叙述式：用文字将观察到的、与实训目的有关的现象客观地加以描述。描述时需要有时间顺序。

②表格式：能较为清楚地反映观察内容，有利于相互对比。

③简图式：将实训中记录的曲线图取其不同的时相点剪贴或自己绘制简图，并附以图注、标号及必要的文字说明。

（3）分析和讨论

分析和讨论是根据已知的理论知识对结果进行解释和分析，或对规律性的结果总结上升为理论。分析和讨论是实训报告的核心部分，可以帮助学生提高独立思考和分析归纳问题的能力。分析和讨论时，应根据客观的结果提出有创造性的见解和认识，切忌盲目抄书，更不应抄袭别人的劳动成果。在分析和讨论时，对参考的文献书刊应注明出处。

（4）结论

结论是从实训结果和分析讨论中归纳出的一般性的概括性判断，是对该实训所验证的基本概念、原则及理论的简明总结。下结论时，应当用最精辟的语言进行高度概括，力

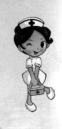

求简明扼要,一目了然。结论中不要罗列具体实训结果,也不要将未得到充分证明的理论分析写入结论。

(五)实验室规章制度

1. 遵守学习纪律,准时到达实验室,因故缺席或早退应向教师请假。

2. 严肃认真地进行实验,培养严谨的科学态度。实验期间不得进行与实验无关的活动。

3. 保持实验室安静,严禁喧哗,以免影响他人。养成良好的工作作风。

4. 爱护实验仪器及器材。实验开始前应认真检查器材,如有缺损及时报告指导教师。实验中应严格按操作规程使用仪器,各组专用器材不得串用,以免混乱;实验中如仪器出现故障,及时报告,严禁自行拆卸、乱修。实验后应将实验器材、用品清点,擦净,放整齐。

5. 珍惜实验动物,节省实验材料和药品。

6. 保持实验室内清洁整齐,不必要的物品不得带入实验室。实验课结束清扫实验室卫生。

二、实验动物

(一)实验动物的作用与意义

实验动物是一种遗传限定动物,是根据科学研究需要在实验室条件下有目的、有计划地进行人工驯养、繁殖和科学培育获得的动物。实验动物来源于野生动物或家畜家禽,又不同于野生动物或家畜家禽,既具有野生动物的共性,同时又有生物特性明确、遗传背景清楚、表型均一、对刺激敏感性和反应性一致的特点。这些自身特点有利于仅用于少量动物就能获得精确、可靠的动物实验结果,并具有良好的可重复性,因而广泛用于生物学、医学及药学科研与教学。

实验动物对生物学、医学和药学方面研究的作用,归纳为3个方面:①是现代科学技术的重要组成部分;②是生命科学研究的基础和必备条件;③是衡量一个国家或一个科研单位科研水平高低的一个重要标志。

实验动物能复制多种疾病的模型。由于人类各种疾病的发生、发展十分复杂,要揭示疾病发生、发展的规律,不可能完全在人身上进行,以人为实验对象在道义上和方法学上往往受到种种限制。人类的疾病均可利用现代医学实验技术利用实验动物准确地复制和模拟出相应的人类疾病的动物模型,用实验动物模拟人类疾病过程,观察药物及其他各种因素对生物体机能、形态及遗传学的影响,既方便、有效、可比性高,又易于管理和操作。利用实验动物进行各类医学实验研究,对提高人类健康状态和生存质量有着积极的作用。有人统计,在生物医学领域60%的研究课题需要借助于实验动物。因此,实验动物在医学基础研究、药物研究及疾病发生与防治等研究领域,均具有十分重要的意义。

病理生理学实验多以实验动物为对象,通过观察实验动物的基本生理生化反应及病

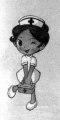

理生理反应,分析干扰因素的影响及药物作用与效应,学习和验证其基本规律。合理而正确地选择和使用实验动物,是顺利完成实验并获得真实、可靠实验结果的保证。

（二）实验动物的种类与选择

在病理生理学实验中,根据实验目的和要求选用不同的动物。常用的动物有蛙、小白鼠、大白鼠、豚鼠、家兔、猫、犬等。选择动物的根据是:尽量选用与人类各方面机能相近似的实验动物;选用标准化实验动物,即遗传背景明确、饲养环境与动物体内微生物得以控制、符合一定标准的实验动物;选择解剖生理特点符合实验目的的要求的实验动物;根据不同实验研究的特殊需要,选用不同种系敏感实验动物;符合精简节约、易得的原则。

各种实验动物的特点分述如下:

1. 青蛙与蟾蜍　青蛙或蟾蜍属两栖纲、无尾目动物。其心脏在离体的情况下能有节律地跳动。因此常用于药物对心脏影响的实验。其坐骨神经腓肠标本可用来观察药物对周围神经、横纹肌或神经肌肉接头的作用。蛙舌及肠系膜是观察炎症反应和微循环变化的良好标本。

2. 小白鼠　小白鼠属哺乳纲、啮齿目、鼠科类动物。有繁殖周期短、温驯易得、体型小、易于饲养等特点。主要适用于动物需要量大的实验,如药物的筛选、半数致死量的测定和药物安全性实验、药物的效价比较及抗癌药的研究等。小白鼠也适用于避孕药实验。

3. 大白鼠　大白鼠属哺乳纲、啮齿目、鼠科类动物。具有抗病能力强、繁殖快、喜啃咬、性情凶猛、心血管反应敏感等特征。大白鼠常用于药物的抗炎作用,药物对心血管功能影响的实验及胆管和中枢神经系统实验,还可用于观察药物的亚急性和慢性毒性。常用品种有 Sprague-Dawley 大白鼠、Wistar 大白鼠。

4. 豚鼠　豚鼠属哺乳纲、啮齿目、豚鼠科动物,又名荷兰猪。习性温驯喜群居,嗅觉、听觉发达。因豚鼠对组胺敏感,并易于致敏,常被用于抗过敏药试验,如平喘药和抗组胺药实验,也常用于离体心脏、子宫及肠管的实验。又因为其对结核菌敏感,常用于抗核病药的实验治疗研究。

5. 家兔　家兔属哺乳纲、啮齿目、兔科、草食类单胃动物。具有性情温驯、胆小等特点。家兔易得到且易驯服,便于静脉注射和灌胃,在机能学实验中应用广泛,常用作直接记录血压、呼吸,观察药物对心血管功能的影响,用于中枢兴奋药、利尿药的实验。也用于药物对离体肠道平滑肌、子宫平滑肌影响的实验及药物中毒和解毒,药物刺激性实验。由于家兔体温变化较灵敏,也常用于体温实验和热原检测,还适用于避孕药实验。常用品种有新西兰家兔、日本大耳白兔等。

6. 猫　猫属哺乳纲、食肉目、猫科动物。猫的血压比较稳定,故监测血压反应猫比家兔好,常用于心血管药和镇咳药的实验。

7. 犬　犬属哺乳纲、食肉目、犬科动物。具有喜近人,嗅、视、听觉极佳的特点。其消化系统、循环系统、神经系统均发达,且与人类极为相似。犬是记录血压、呼吸最常用的

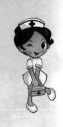

大动物,如用于降压药、升压药、抗休克药的实验。犬还可以通过训练使它顺从,适用于慢性实验。如用手术做成胃瘘、肠瘘,以观察药物对胃肠蠕动和分泌的影响,慢性毒性实验也常采用犬。常用品种杂种犬、比格犬等。

同一类实验可选不同的动物,如离体肠管和子宫实验可选家兔、豚鼠、小白鼠和大白鼠;离体血管实验常选用蛙的下肢血管和家兔耳血管,也可选用大白鼠后肢血管及家兔主动脉;离体心脏实验选用蛙、家兔,也可选用豚鼠;在体心脏实验,可选用蛙、家兔、豚鼠、猫和犬。

（三）实验动物的选择原则及健康状态判断

1. 实验动物的选择原则　在基础医学研究工作中,选择合适的动物是一门学问,也是一个关键的问题。一般情况下,当确立实验目标和方案后,一个重要的工作就是如何选择动物,选择哪一类动物。除了要熟悉上述内容外,还要掌握以下原则:

（1）与人类疾病的相关性:不同动物对同一疾病的刺激反应程度不同,比如在进行过敏反应或变态反应实验时,应首选豚鼠,而其他动物的排序应是家兔、犬、小鼠、猫、青蛙。又如,确定进行致热原物质的实验研究时,应首选家兔,而不应考虑其他动物。另外,大鼠、犬、家兔常用于高血压的研究,小鼠则宜进行各类肿瘤的实验研究。这是由于不同种类动物的生理特性均与人类的某些生理特性较为相似或基本一致,因此对人类疾病的表达形式也有一定的相关性。

（2）动物对人类疾病表达的稳定性:实验动物对人类疾病的表达,除了动物自身的生理的特性外,还有一个重要的因素就是动物实验前体内条件的变化,如动物是否处在饥饿、睡眠不足、发情、怀孕、患有疾病等状态,是否有性别和年龄差别。另外还有实验室工作环境中光线、温度、湿度等诸多因素的变化,应做到:①饲养管理人员在严格控制饲养条件的前提下,不合格动物严禁外售使用;②实验的组织者也必须对一些情况做出判断,要从实验条件、方法、试剂等诸多因素中,分析因果关系,确定方法是否得当、关键技术运用是否精确。当排除实验条件不准确、不标准、不统一、不一致等诸多因素后,如果同一类别、同一类型的动物不能稳定地表达出某一种疾病的特征,或出现时有时无的表达,就应该立即终止实验,重新选择合适的实验动物。

2. 实验动物健康状态的判断标准　掌握判断实验动物是否处于健康状态的方法,是实验得以成功的基本保障之一,应掌握如下原则:

（1）一般情况:发育良好,眼睛有神,反应灵活,运动自如,食欲良好,眼球结膜无充血,瞳孔等圆清晰,鼻黏膜处无分泌物,无鼻翼扇动、打喷嚏、抓耳挠腮等情况。

（2）皮毛颜色:动物的皮毛清洁、柔软、有光泽,无脱毛、蓬乱和真菌感染的现象。

（3）腹部呼吸:动物腹部呼吸均匀,腹部无膨大隆起的现象。

（4）外生殖器:动物外生殖器无损伤、无脓痂、无异味黏性分泌物。

（5）爪趾特征:动物无咬伤、无溃疡、无结痂等。

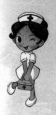

三、动物实验的基本操作技术

（一）实验动物的编号、捉拿与固定

1. **实验动物的编号**　较大动物如兔、猫、狗等，可用号码牌挂在动物颈部，或将特制的铝质标牌固定在耳壳上。小鼠、大白鼠及豚鼠一般用3‰～5‰苦味酸溶液涂于体表不同部位。原则是：先左后右，从上到下，从前到后。例如：①号——左前肢；②号——左腹部；③号——左后肢；④号——头部；⑤号——背部；⑥号——尾部；⑦号——右前肢；⑧号——右腹部；⑨号——右后肢；⑩号——空白等（图2-0-1）。如需编号①～⑲，用两种颜色的染料配合使用，其中一种颜色代表个位数，另一种代表十位数。

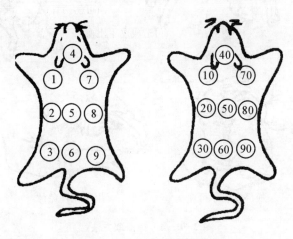

图2-0-1　小白鼠的编号

2. **实验动物的捉拿与固定**

（1）小鼠：用右手提起小鼠尾部，放在实验台上，当其向前爬行时，左手抓住两耳及头颈部皮肤，再置小鼠于左手心，拉直四肢并用手指夹住肢体固定。右手可行注射或其他操作（图2-0-2）。

（2）大鼠：右手轻轻抓住大鼠尾部向后轻拉，左手抓紧鼠两耳及头颈部皮肤，并将其固定在左手中，右手可行注射或其他操作（图2-0-3）。

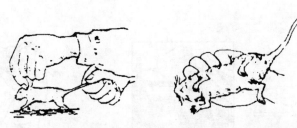

图2-0-2　小鼠抓取方法　　　　图2-0-3　大鼠抓取方法

（3）兔：正确的抓取兔的方法见（图2-0-4B）。固定兔的方法依实验需要而定。分兔台固定、马蹄铁固定和立体定位仪固定等。图2-0-5A为兔台固定，将兔仰卧，四肢

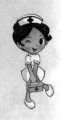
用粗线绳一端缚扎于前、后肢的踝关节以上部位,两前肢线绳在背后交叉穿过,分别固定在兔台两侧;两后肢左右分开,固定在兔台尾端。兔头可用特制的兔头夹固定。

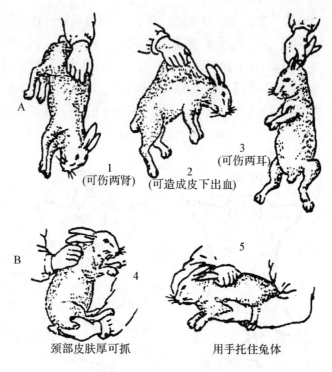

图 2-0-4　兔抓取方法

A. 错误的抓取方法;B. 抓取的抓取方法

进行头颅部实验时,常用马蹄铁或立体定位仪进行固定。图 2-0-5B 为马蹄铁固定法,先剪去两侧眼眶下部的一小块皮毛,将马蹄铁两侧的尖头金属棒嵌在小孔中,左右对称旋紧固定金属棒的螺丝;前端中间的金属棒尖端嵌在两上门齿的齿缝之间,旋紧固定金属棒的螺丝。此时兔头被三点固定法牢固地固定在马蹄铁上,若想使头部上仰或下俯,可上下调节前端中间的金属棒。

(4) 蟾蜍:一般左手抓蟾蜍,将蟾蜍后肢拉直,前肢置于腹部握于掌内,食指压在头前部(图 2-0-6)。

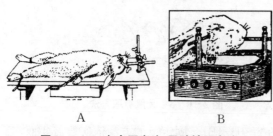

图 2-0-5　兔台固定法、马蹄铁固定法

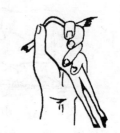

图 2-0-6　蟾蜍的捉拿方法

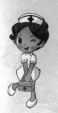

（二）实验动物的给药方法

1. 注射法

（1）静脉注射:静脉注射时,首先应将注射的静脉部位的毛去除,手指轻弹血管及压迫静脉近心端阻断血流使静脉充盈,然后以正确注射的方法进行静脉穿刺外,还应注意以下事项:不要注入空气,在注射前须将注射器内的空气排出,以免将空气注入静脉内形成气栓;注射器的刻度面应朝上,以便读数。针尖的斜面应朝上,便于刺入;注射速度应尽量慢而均匀,否则易导致动物死亡;应先选用静脉远端注射,逐次移向近端,以多保留完好静脉作重复穿刺用。

①兔耳缘静脉注射:兔的常用静脉注射部位为耳缘静脉(图2-0-7)。注射前先拔掉耳背面外缘部位的毛,用水湿润局部,手指轻弹血管使静脉充盈(助手压迫静脉近心端充盈更佳)。一手拇指和无名指固定兔耳远端,另一手持注射器于静脉远心端(尽量在静脉末端进针,以备重复穿刺)刺入皮下,而后针尖沿血管走向刺入静脉。因兔耳缘静脉比较细,不一定有回

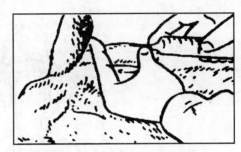

图2-0-7 兔耳静脉注射法

血。然后,固定兔耳的手将针尖固定在兔耳上,缓缓推注药物入静脉。如手感推注困难,或发现注射部位局部肿胀、变白,则说明针尖没有刺入静脉,药液注在皮下,此时,应将针尖拔出并重新注射。注射完毕后,拔出针头,压迫止血1～2 min。

②小鼠尾静脉注射:将小鼠固定(可置于固定筒内,鼠尾外露),用酒精或二甲苯棉球涂擦尾部,或将鼠尾在50 ℃热水中浸泡半分钟,使其血管扩张。用一手拉住尾尖,选择一条扩张最明显的静脉,一手持注射器,将针头刺入血管,推入药液。如推注时手感有阻力,且局部变白表明针头没有刺入血管,应拔针后重新穿刺。

（2）腹腔注射:进行兔、猫、狗大动物腹腔注射时,可使动物仰卧,在腹部后1/3处略靠外侧,针头垂直刺入腹腔,回抽注射器无回血、无尿液、无消化道内容物时,即可将药物推入腹腔。进行大鼠、小鼠等小动物腹腔注射时,可用手抓取并固定动物后,注射器从腹部向头方向刺入腹腔,回抽注射器无回血、无尿液、无消化道内容物时,再将药物推入腹腔(图2-0-8)。

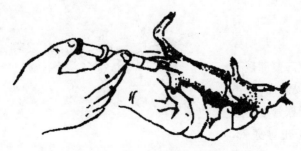

图2-0-8 小鼠腹腔注射法

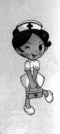

（3）皮下注射：皮下注射的常选部位为背部皮下。小鼠皮下注射可由两人合作，一人左手抓住小鼠头部皮肤，右手拉住鼠尾；另一人左手捏起背部皮肤，右手持注射器，将针头刺入背部皮下。如果一人操作，可将小鼠置于铁丝网上，左手抓小鼠，以拇指和食指捏起背部皮肤，右手持注射器刺入背部皮下。大动物皮下注射时需固定。为避免药液外溢，进针和退针要快。

（4）蟾蜍淋巴囊注射：蟾蜍淋巴囊有数个（图2-0-9），注入药物易吸收。一般注射部位为胸囊、腹囊或股囊。由于其皮肤很薄缺乏弹性，注射后药物易从针孔溢出，所以胸囊注射时应将针头插入口腔，由口腔底部穿过下颌肌层进入淋巴囊，将药物注入。

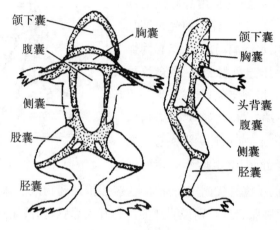

图2-0-9　蟾蜍淋巴囊分布

2. 灌胃法

（1）小鼠灌胃法：以左手捉拿小鼠，使腹部朝上，颈部拉直。右手持配有灌胃针头的注射器，自口角处插入口腔，再从舌面紧沿上腭进入食管。如手法正确，不难成功；若遇阻力，应退出后再插。不能用强力猛插，以免刺破食管或灌入气管，造成动物死亡。

（2）家兔灌胃法：需两个人合作进行。一人取坐位，用两腿夹持兔身，左手握住家兔双耳，右手抓住两前肢；另一人将木制开口器横插兔口内，压住舌头并固定。取10号导尿管从开口器中部小孔插入食道。插管时易误入气管，区别方法主要是谨慎观察插管后动物的反应，插入气管时可引起剧烈挣扎和呼吸困难；也可将导尿管的外端浸入水中，观察有无气泡，有气泡表明插入气管。当判明导尿管确在食管内，取注射器接在导尿管上，将药物缓慢推入，再推注少量空气，使导尿管中不致有药液残留，慢慢拔出导尿管，取出开口器（图2-0-10）。

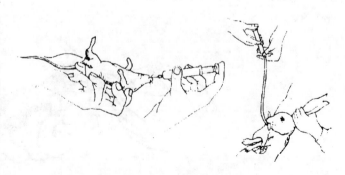

图2-0-10　灌胃法图示

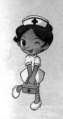

（三）实验动物的麻醉方法

1. 实验动物的麻醉

麻醉是为了在实验或手术过程中减少动物的疼痛,保持其安静。麻醉药的种类繁多,作用原理不尽相同,应用时需根据动物的种类以及实验或手术的性质,慎重选择。

（1）麻醉方式

①注射麻醉

a. 静脉注射　是全身麻醉的一种常用方法,也是常用的给药方法。安装注射器时,针头缺口与注射器刻度在同一个方向上,这样当针头刺入静脉血管时,其缺口与注射器刻度都朝上以利于注射药液顺利进入血管,也便于观察注射剂量与速度。静脉注射没有明显的兴奋期,几乎立即生效,容易控制麻醉深度,掌握用药剂量。但也要注意:抽取药液后应排净注射器内的空气,以免将空气注入血管引起栓塞;注入药物的速度一般要慢;为避免发生麻醉意外(呼吸暂停、心脏停搏、死亡),可先缓慢注入药物总剂量的4/5,剩下的1/5根据麻醉深度决定是否应该继续注入,注射部位因动物种类而异。

• 大白鼠和小白鼠:可取尾静脉注射。鼠尾背腹侧及两侧共有4根血管,腹侧为动脉,其余为静脉。注射时,宜先用鼠固定器固定鼠体,让鼠尾露出。宜选用4~5号针头,选择最粗的一根血管刺入。

• 家兔:常取耳缘静脉为注射部位。耳缘静脉沿耳背内侧行走。首先剪毛,使血管显现,然后用左手中指和食指夹住兔耳根部,拇指和无名指捏住耳尖,右手持注射器,针头与血管成20°角,从耳尖部进针。兔耳皮肤薄,耳缘静脉表浅,因此进针不能太深,以免刺破血管,当见到有血液反流入注射器内,表示穿刺成功,此时用左手拇指按压住针头,固定之,右手将药液缓慢推入。

• 狗:通常注射部位有两个,一是后肢外侧的小隐静脉,该静脉在胫、腓骨远端自前向后行走,二是前肢内侧的头静脉,其口径比小隐静脉粗,都位于皮下。注射时,先用狗头夹固定头部以防咬人,然后剪毛,用胶皮带捆绑近心端,使静脉充盈,将注射针头刺入血管,回抽有血时,松带,即可注入麻醉药。

b. 腹腔注射　与静脉注射相比,腹腔注射操作简便易行。狗、兔等较大动物腹腔内注射时可由助手固定动物,使腹部朝上,然后在后腹部外侧约1/3处进针,回抽,判断针头确在腹腔内,即可注入药物。大、小白鼠腹腔内注射麻醉药一人操作即可。操作者事先用注射器抽取麻醉药,左手拇指与食指捏住鼠耳及头部皮肤,无名指与小指夹住鼠尾,腹部朝上固定于手掌间,右手持注射器从后腹部朝头的方向刺入、回抽,判断针头确在腹腔内,即可注射药液。

腹腔注射麻醉药物由肠系膜吸收入血,经门静脉入肝再进入心脏,然后才能到达中枢神经系统。因此,麻醉作用发生慢,有一定程度的兴奋期,麻醉深度不宜控制,只有静脉注射麻醉失败后才进行。注射时应注意:进针角度因动物大小而有不同,较大动物针头可与腹壁垂直;鼠类宜使针头与腹壁成30°夹角,一定要回抽,若回抽到血液、粪便、尿

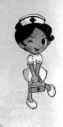

液表示针头已刺入脏器,必须拔出重刺;不要将全身麻醉药注入皮下;所用针头不宜太大,以免注射后药液自针孔流出。

c. 皮下注射 是常用的局部麻醉方法。这种方法是在手术前,用2 ml注射器套上6号针头将局部麻醉药(普鲁卡因)注入手术部位的皮下,并轻加压,使药液扩散,即可手术。

d. 肌肉注射 常用于鸟类,取胸肌注射药液。

f. 淋巴囊注射 两栖动物全身有数个淋巴囊,注射麻醉药液易吸收,发生麻醉作用较快。在所有淋巴囊中,以腹部和头部最常用。

②吸入麻醉 小白鼠、大白鼠和家兔常用乙醚吸入麻醉。把5~10 ml乙醚浸过的脱脂棉或纱布铺于麻醉用的容器内,最好为透明容器,以利于观察,将实验动物置于容器内,容器加盖。20~30 s后动物进入麻醉状态,然后可将一大小合适的烧杯内放入适量的乙醚棉球后,套于实验动物的头部,再进行实验操作,可延长麻醉时间。

(2)麻醉效果的观察 动物的麻醉效果直接影响实验的进行和实验结果。如果麻醉过浅,动物会因疼痛而挣扎,甚至出现兴奋状态,呼吸心跳不规则,影响观察。麻醉过深,可使机体的反应性降低,甚至消失,更为严重的是抑制延髓的心血管活动中枢和呼吸中枢,使呼吸、心跳停止,导致动物死亡。因此,在麻醉过程中必须善于判断麻醉程度,观察麻醉效果。判断麻醉程度的指标有:

①呼吸 动物呼吸加快或不规则,说明麻醉过浅,可再追加一些麻醉药,若呼吸由不规则转变为规则且平稳,说明已达到麻醉深度。若动物呼吸变慢,且以腹式呼吸为主,说明麻醉过深,动物有生命危险。

②反射活动 主要观察角膜反射或睫毛反射,若动物的角膜反射灵敏,说明麻醉过浅;若角膜反射迟钝,麻醉程度适宜;角膜反射消失,伴瞳孔散大,则麻醉过深。

③肌张力 动物肌张力亢进,一般说明麻醉过浅,全身肌肉松弛,麻醉合适。

④皮肤夹捏反应 麻醉过程中可随时用止血钳或有齿镊夹捏动物皮肤,若反应灵敏,则麻醉过浅;若反应消失,则麻醉程度合适。

总之,观察麻醉效果要仔细,上述4项指标要综合考虑,在静脉注射麻醉时还要边注入药物边观察,只有这样,才能获得理想的麻醉效果。

(3)几种常用的麻醉药及其用法

①氨基甲酸乙酯(乌拉坦) 常用于兔、狗、猫、蛙类等动物。本药易溶于水,常配成20%或25%的注射液,注射时可先快后慢,一次给药可维持4~5 h,麻醉过程较平稳,动物无明显挣扎现象,但动物苏醒慢,麻醉深度和使用剂量较难掌握。

②巴比妥类 用于动物实验的主要有三种:戊巴比妥钠,苯巴比妥钠,硫喷妥钠。其中最常用的是戊巴比妥钠,常配成3%~5%的注射液。此药作用发生快,持续时间3~5 h。配制方法:将戊巴比妥钠3~5 g加入95%乙醇溶液10 ml,加温助溶(不可煮沸)后,再加入0.9%氯化钠溶液至100 ml。静脉注射时,前1/3剂量可推注,后2/3剂量则应缓

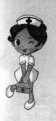

慢注射,并密切观察动物的肌紧张状态、呼吸变化及角膜反射。动物麻醉后常因麻醉药的作用以及肌肉松弛和皮肤血管扩张而致使体温缓慢下降,所以应设法保温,不使肛温降至 37 ℃以下。几种常用的麻醉药及其用法见表 2－0－1。

表 2－0－1 常用麻醉药剂量和给药途径

药物名称	给药途径	剂量(mg/kg)				
		狗	猫	兔	大白鼠	小白鼠
戊巴比妥钠	iv	25～35	25～35	25～40		40～70
	ip	25～35	25～35		40～50	
	im	30～40				
苯巴比妥钠	iv	80～100	80～100	100～160		
	ip	80～100	80～100	150～200		
硫喷妥钠	iv	20～30	20～30	30～40		
	ip		50～60	60～80		
氯醛糖	ip	100	50～70	60～80	50	50
	iv	100	60	80～100	60	60
氨基甲酸	iv	1 000～2 000	2 000	1 000		
乙酯	ip	1 000～2 000	2 000	1 000	1 250	1 250
	sc		2 000	1 000～2 000	1 000～2 000	1 000～2 000
氨基甲酸乙酯＋氯	iv			400～500		
醛糖	ip			＋40～50	100＋10	100＋10
水合氯醛	iv	100～150	100～150	50～70 慢		
	ip					
	Sc 或灌肠	250～300	250～300	1 000	400	400

③氯醛糖 此药溶解度小,常配成 1％水溶液,使用前需在 50 ℃水浴锅中加热使其全部溶解,但不宜直接加热,更不能煮沸,以免影响药效。加温后不宜久置,以免沉淀而失效。配制时若加入适量硼砂,可提高其溶解度和稳定性。一般取氯醛糖 1 g、硼砂 2 g,加水至 100 ml。

④普鲁卡因 局部注射麻醉药。手术前,常用 1％或 2％水溶液注入手术部位皮下或肌肉,阻断神经纤维的传导,提高感受器官的感觉阈值,因而能够耐受手术操作。

⑤乙醚 吸入性麻醉药,可用于各种动物,尤其是时间短的手术或实验,吸入后 20～30 s 开始发挥作用。其特点是麻醉深度易掌握,较安全,麻醉后苏醒快,但麻醉时有明显的兴奋现象,且对呼吸道黏膜有较强的刺激分泌作用,使黏液分泌增加,易阻塞呼吸道而发生窒息。乙醚为无色、易挥发、有刺激性气味的液体,易燃烧和爆炸,在光和空气作用下,可生成乙醛或过氧化物而具有较大毒性,因此,开瓶后不能久置。

2. 麻醉药的选择 麻醉的目的是使动物在手术与实验中免除痛苦,保持安静,以使

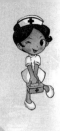
实验顺利进行。麻醉方法可分为局部和全身两种,后者为动物急性实验时采用。理想的麻醉剂应具备以下三个条件:① 麻醉完全,使动物完全无痛,麻醉时间能满足实验要求;② 对动物的毒性及所观察的指标影响最小;③ 应用方便。

由于不同种属的动物对不同麻醉剂的敏感性不同,各种麻醉剂对动物生理机能的影响以及麻醉时间也不一样,故选用适当的麻醉剂,对能否完成实验是很重要的。实验动物常用麻醉剂的剂量和用法见表 2-0-1。

3. 使用麻醉药的注意事项

(1) 注意动物个体差异:不同的动物个体对麻醉剂的耐受性不同。在使用麻醉剂时,必须密切注意观察动物的状态,以决定麻醉药用量。麻醉的深浅,可根据呼吸的深度和频率、角膜反射的敏感度、四肢和腹壁肌肉的紧张性以及皮肤夹捏反应等指标进行判断。当上述指标明显减弱或消失时,应立即停止给药。

另外,麻醉剂量往往与动物的种类、健康状况有关。如灰兔比大白兔抵抗力要强;妊娠兔对麻醉药的耐受量较小,如按常规剂量麻醉往往会过量,使用时应酌减原剂量。

(2) 注意给药速度:在采用静脉注射麻醉药时,注射速度应缓慢;或者药量的前一半快速注入,使其迅速渡过兴奋期,后一半药缓慢注入。如果没有把握,最好不要给全量,麻醉稍浅可追加药量,否则注射过速,用药过量,易导致动物死亡。

(3) 注意麻醉剂的新鲜度:麻醉剂配制时间过久,发生絮状混浊及冷天有结晶沉淀,均不宜使用。后者经加热,结晶溶解还可使用。

(4) 注意补加麻醉剂的方法:当麻醉深度不够,动物出现挣扎、呼吸急促等反应,可临时适当补加麻醉剂,一般每次补加剂量不宜超过注射总量的 1/10~1/5。

(5) 注意体重与麻醉剂量的关系:麻醉前一定要先称动物体重,然后严格按照参考剂量给药。

(6) 注意麻醉过量的处理:当麻醉过量时,动物呼吸慢而不规则,甚至呼吸停止,血压下降,心跳微弱或停止。此时应立即进行抢救,如进行人工呼吸和心脏按压,必要时用苏醒剂。

(四) 实验动物的处死方法

1. 颈椎脱臼　颈椎脱臼常用于小白鼠,术者左手持镊子或用拇指、食指固定鼠头后部,右手捏住鼠尾,用力向后上方牵拉,听到鼠颈部“喀嚓”声即颈椎脱位、脊髓断裂,鼠瞬间死亡。

2. 断头、毁脑　断头、毁脑常用于蛙类。可用剪刀剪去头部,或用金属探针经枕骨大孔破坏脑和脊髓而致死。大鼠和小鼠也可用断头法处死,术者需戴手套,两手分别抓住鼠头与鼠身,拉紧并暴露颈部,由助手持剪刀,从颈部剪断鼠头。

3. 空气栓塞　术者用 50~100 ml 注射器,向静脉血管迅速注入空气,气体栓塞血管而使动物死亡。使猫与家兔致死的空气量为 10~20 ml,狗为 70~150 ml。

(五) 动物实验的基本操作技术

1. 实验常用手术器械　病理生理学实验常对动物进行手术,因此识别和正确使用各种手术器械,既关系到操作能力的培养和实验的成败,也为今后完成外科手术打下基础。
现将常用的手术器械种类及使用简述如下(图2-0-11)。

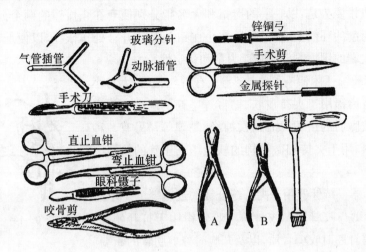

气管插管　玻璃分针　动脉插管　锌铜弓　手术剪　金属探针　手术刀　直止血钳　弯止血钳　眼科镊子　咬骨剪　A　B

图2-0-11　常用的手术器械

(1) 剪刀

①手术剪(组织剪)　有直、弯两型,又分圆
头和尖头两种。手术剪用于剪肌膜、浅筋膜、神
经和血管等软组织,也可用于剪手术线。正确的
执剪姿势如图2-0-12。

②眼科剪　多用于剪较小范围内的神经和
血管等软组织。禁止剪线、毛发及坚韧的结构。

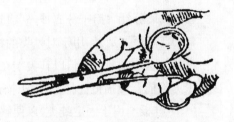

图2-0-12　执剪姿势

③粗剪刀(普通剪刀)　可用于剪皮肤、蛙类骨骼与肢体等较坚韧的结构,或在实验
中作杂用。

(2) 手术刀　生理学实验用于切开皮肤、骨膜和器官等。使用时,可根据操作的要
求,选用适当的执刀手法(图2-0-13)。

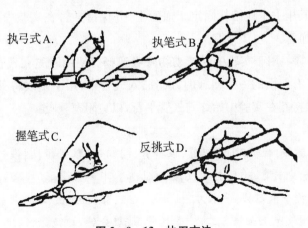

执弓式A.　执笔式B.　握笔式C.　反挑式D.

图2-0-13　执刀方法

133

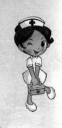

（3）止血钳（血管钳）　止血钳分直钳与弯钳及大、中、小号规格，又分有齿和无齿两类。有齿的用于夹持皮肤，无齿的除用于止血外，也用于分离皮下组织、肌肉和腹膜等。

正确的执钳姿势是：以一手的拇指和无名指分别插套在止血钳的两个握环内，中指紧靠在无名指前的环柄上，食指贴压在止血钳关节的开合处作依托，以便准确地改变和控制止血钳尖端的用力方向、角度、力量和稳定性。

（4）手术镊　手术镊有圆头与尖头、有齿与无齿、大与小多种规格。有齿镊用于夹持皮肤、韧带等坚韧的组织。无齿镊用于夹持较脆弱的组织，如血管、神经、黏膜等。另有一种较小的眼科镊，用于夹持细微结构的软组织。正确的执镊姿势如图 2-0-14。

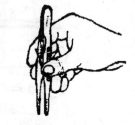

图 2-0-14　执镊姿势

（5）持针器　持针器用于夹持缝合针的近尾端 1/3 处。

（6）咬骨剪与咬骨钳　咬骨剪与咬骨钳用于打开颅腔、骨髓腔和暴露脊髓时咬剪骨质，以及开胸时修剪肋骨的断端。

（7）颅骨钻　颅骨钻用于开颅时钻孔。

（8）金属探针（刺蛙针）　用于破坏蛙的脑和脊髓。

（9）玻璃分针　用于分离神经、血管和肌肉等。

（10）锌铜弓（叉）　用于对蛙类的神经和肌肉标本施加刺激，以检查其兴奋性。

（11）蛙心夹　使用时，以其尖端在蛙心舒张期夹住心尖处，其尾端环孔借手术线连接于张力换能器或描记杠杆上，用于描记蛙心的舒缩活动。

（12）蛙板　用于固定蛙类，以便解剖操作。中央有 2 cm 孔的小蛙板，用于蛙类的微循环观察。

（13）厚玻璃板　在剥去皮肤后的蛙类神经和肌肉标本制作时使用。

（14）动脉夹　用于血管插管前阻断动（静）脉血流。

（15）动脉插管　用于急性动物实验时直接描记动脉血压。使用时将其中先注满肝素等抗凝剂，以保持实验中插管内无血凝块堵塞；以其有斜面的乳头经血管剪口处插入动脉，另一端开口借橡皮管连接于压力换能器或水银检压计以测量和记录血压变化。插管插入动脉后将其用手术线结扎固定于血管上，并保持插管在实验中始终与血管平行，以免其乳头刺破血管。

（16）气管插管　用于实验中保持动物呼吸通畅。使用时先在气管上剪一倒"T"字形剪口，然后将其有斜面的一头朝肺的方向插入气管中，用手术线将其结扎固定于气管上防止滑出，并保持其在实验中始终与气管平行，以免阻塞呼吸。

附注：

1. 蛙类手术器械：粗剪刀、组织剪、眼科剪、组织镊、眼科镊、刺蛙针、锌铜弓、蛙嵋心夹、蛙板各一，玻璃分针 2 支，图钉 4 枚，丝线 1 卷。

2. 哺乳类动物手术器械：手术刀、粗剪刀、组织剪、组织镊、眼科镊、眼科剪各一，嵋直止血钳、弯止血钳、蚊氏止血钳各二，气管插管，玻璃分针，缚绳，丝线。

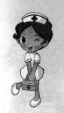

2. 实验基本操作技术

（1）插管术

①气管插管术：在急性实验中为了保持呼吸通畅常需做气管插管术。其方法是在喉部下1 cm处，沿颈前部正中线做一适当长度的皮肤切口（兔4 cm左右即可，狗可以稍长些）。用止血钳将颈前正中的肌肉分向两侧，暴露出气管。再分离气管周围的结缔组织，使气管游离出来，在气管下方穿一根粗棉线。于甲状软骨下1～3 cm处横切气管软骨环，再用剪刀沿正中线向头端剪开气管约1 cm长，使气管切口呈倒"T"形。然后迅速、轻巧地将气管插管向肺方向插入气管内，用事先穿好的粗棉线，在切口下方将插管与气管结扎，同时将线固定于插管交叉处，以防止插管滑出。（图2-0-15）

插管后，如动物突然出现呼吸急促，常提示气道内有血液或血块堵塞，应迅速拔出插管，去除堵塞物重插。实验中应始终保持气管插管与气管走向平行。

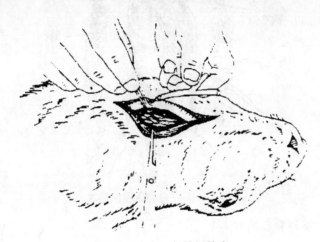

图2-0-15 气管插管术

②动脉插管术：生理学实验常进行的是颈总动脉插管，具体步骤是：a. 按神经和血管分离术的方法游离出颈总动脉。b. 血管下放置2根丝线，一根在血管远心端结扎，一根置于动脉夹与结扎点之间备用。c. 用动脉夹在血管近心端（结扎点下方2 cm处）夹闭血管。d. 眼科剪在近结扎点稍下方剪一斜形切口，约剪开管径的一半（图2-0-16）。e. 将充满抗凝剂（肝素生理盐水混合液）的动脉插管（动脉套管或塑料导管）插入动脉，用备用丝线结扎固定。f. 检查动脉插管与检压装置（水银检压计或压力换能器）是否密闭无漏液后，放开动脉夹，血液进入插管，即可进行实验。

③输尿管插管术：输尿管插管是引流尿液的方法之一，其操作步骤是：a. 动物常规麻醉、固定、气管插管。b. 下腹部剪毛，耻骨联合上缘正中线切开皮肤4 cm，沿腹白线剪开腹壁，

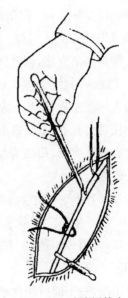

图2-0-16 动脉插管术

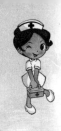

暴露膀胱。c. 用手轻轻将膀胱拉出腹腔,反转膀胱暴露膀胱三角,于膀胱三角辨别输尿管(注意与输精管、输卵管区别,前者直后者弯曲),用玻璃分针将输尿管周围组织分离干净,分离输尿管约 2 cm。d. 于输尿管下方穿 2 根丝线,将近膀胱端的输尿管用一根丝线结扎,另一根丝线备用。e. 一手小指挑起输尿管,眼科剪于结扎线处剪切输尿管一斜形切口;将充满生理盐水的细塑料管向肾脏方向插入输尿管内,用备用丝线结扎固定。f. 调整、固定插管,使其与输尿管保持同一走向,防止插管尖端翘起成夹角,影响尿液的流出(图 2-0-17)。

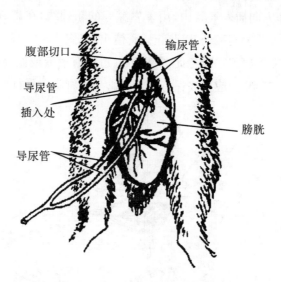

图 2-0-17 兔输尿管插管术

(2) 破坏蛙类脑与脊髓的方法

用蛙类进行生理实验,应首先破坏其脑和脊髓,其操作步骤是:a. 左手握住蛙类动物,食指将头部前端压住(图 2-0-18)。b. 用刺蛙针沿正中缝从前向后滑动至落空感,刺蛙针处见一凹陷,此为枕骨大孔。c. 然后将刺蛙针垂直刺入枕骨大孔内,针尖斜向前伸入颅腔左右搅动,捣毁脑组织。d. 再将刺蛙针退回枕骨大孔处(不要退出孔外),针尖转向后方插入脊椎管上下搅动,捣毁脊髓。当两后肢突然僵直,随即松软。

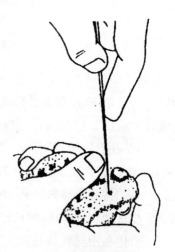

图 2-0-18 破坏蛙类脑与脊髓的方法

(3) 神经和血管分离术

病理生理学实验常进行的是颈部神经和血管的分离,分离步骤是:a. 按气管插管术切开颈前部皮肤和分离皮下组织、肌肉。b. 颈总动脉、迷走神经、交感神经及减压神经位于气管外侧的动脉鞘内,一手拇指和食指捏住切口皮肤,将动脉鞘组织顶起,辨别清各组织(兔颈部神经

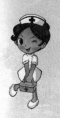

血管分布见图 2 - 0 - 19)后,一手持玻璃分针沿神经、血管的走向分离动脉鞘膜。c. 打开动脉鞘后,捏持皮肤的手不放松保持各组织的自然位置,以先分离细小后粗大组织的顺序,依次分离出各组织(其长度约 2 cm),每分离出一条组织便在其下方穿一根生理盐水湿润的彩色丝线,以便识别和实验操作。神经和血管都是比较娇嫩、易受损伤的组织。因此,在分离过程中要耐心、仔细、动作轻柔,切不可用手术刀、剪刀或带齿的镊子进行剥离,也不能用止血钳或镊子夹持,以免损伤其结构和机能。分离时,应沿神经血管的走向分离;遇到血管分支时,应结扎后剪断,以防出血。

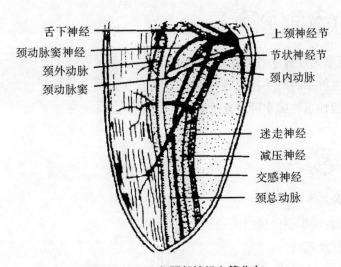

图 2 - 0 - 19　兔颈部神经血管分布

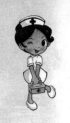

实训一　肺水肿

实训目的与要求

1. 学习、复制急性肺水肿的动物模型。
2. 观察急性肺水肿时小鼠的各种表现。
3. 分析实验性急性肺水肿的发生机制。

实训准备

1. 复习水肿基本理论知识。
2. 实验动物:成年小白鼠(15～25 g)2 只。
3. 实验器材及药品:
(1) 实验器材:注射器、天平、小剪刀、镊子、吸水纸等;
(2) 实验药品:0.1‰肾上腺素、生理盐水等。

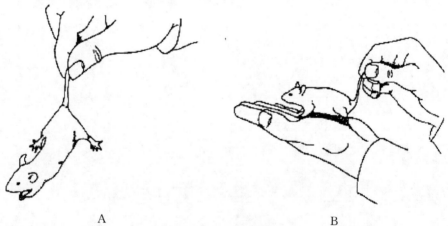

A   B

图 2-1-1　小鼠的抓取方法

A. 抓住并提起鼠尾;B. 将小鼠放在左手上

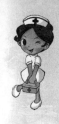

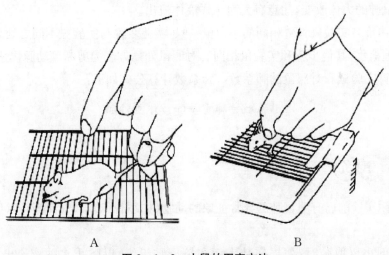

图 2 - 1 - 2 小鼠的固定方法

A. 置小鼠于鼠笼上；B. 抓住小鼠两耳后的项背部皮肤

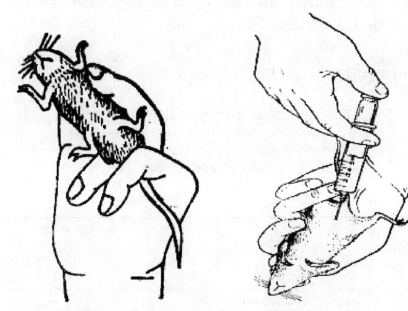

图 2 - 1 - 3 将鼠体置于手心以固定小鼠　　图 2 - 1 - 4 小鼠腹腔注射方法

实训方法与步骤

1. 取小白鼠一只作实验鼠，称重后观察小白鼠的一般情况、呼吸和肤色后，腹腔注射
0.1％肾上腺素 2.0 ml。记录时间，并观察小白鼠的变化，注意口鼻有无泡沫样液体流出
（具体操作方法见图 2 - 1 - 1、图 2 - 1 - 2、图 2 - 1 - 3、图 2 - 1 - 4）。

2. 小白鼠死亡后，准确称取小白鼠尸体重量，并解剖尸体，结扎气管后取出心肺，然
后将心脏分离（注意不要损伤肺组织），将表面血迹用吸水纸擦去后准确称重，然后肉眼

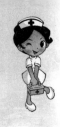

观察小白鼠肺的大体改变,注意有无泡沫样液体流出。

3. 取体重与实验鼠大致相同的小白鼠一只,实验步骤与实验鼠不同之处是腹腔注入等量的生理盐水,其他步骤和实验鼠相同。对照鼠处死方法为剪断颈动脉快速放血。

4. 计算实验鼠和对照鼠的肺系数。肺系数计算公式如下:

$$肺系数＝肺重量(g)/体重(kg)$$

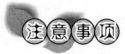

1. 忌用实验前已有明显肺部异常征象的动物(如啰音、喘息、气促等),以免影响实验结果。

2. 解剖小鼠取肺时,勿损伤肺表面和挤压肺组织,以防止水肿液流出,影响肺系数值。

3. 在第一次使用肾上腺素后肺水肿征象不明显时,可重复使用,但两次给药时间应至少间隔 10～15 min,不宜过频。

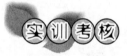

在实训教学过程中,分班、分组对学生实训效果进行考核,计入成绩。评分标准附后。

肺水肿实训考核评分标准

班级:_____ 姓名:_____ 学号:_____ 得分:_____

项 目		评价内容	分值	评分等级及分值			得分及扣分依据
				A	B	C	
实训素质		仪表端庄,工作服整洁	5	5	4～3	2～0	
		安静、有秩序,提前 5 min 进入实验室,不携带与实验无关的物品	5	5	4～3	2～0	
实训态度		听课认真,注意力集中,保持安静	3	3	2	1～0	
		细心观察示教过程	3	3	2	1～0	
		操作认真,勤于思考	4	4	3	2～0	
操作过程	操作前准备	认真复习相关理论	5	5	4	3～0	
		操作台准备:台面清洁、无杂物、光线充足	2	2	1	0	
		用物准备齐全(少备一种扣 0.5 分)	3	3	2	1～0	

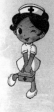

项　目		评价内容	分值	评分等级及分值			得分及扣分依据
				A	B	C	
操作过程	操作中	动物分组、编号、捉拿、固定正确,爱护实验动物	3	3	2	1～0	
		熟悉实验仪器性能和基本操作方法	7	7	6	5～0	
		有序、仔细观察实验,理论联系实际	5	5	4～3	2～0	
		认真记录实验结果,客观分析并按时完成	20	20	19～10	9～0	
		实验操作步骤有序,不做与实验无关的事情	10	10	9～5	4～0	
		爱护实验仪器,节约实验药品	5	5	4～3	2～0	
	操作后整理	及时清理、处理实验器材,物归原处	3	3	2	1～0	
		认真清扫地面,整理实验室	2	2	1	0	
		使用后的废物分类处置,放入指定地方	5	5	4	3～0	
评　价		实训态度端正,操作规范	5	5	4～2	1～0	
完成实训报告		认真完成实训报告	5	5	4	3～0	
总　分			100				

实验教师签名：　　　　　　　　　　实训时间：

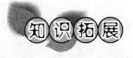

高原肺水肿

　　高原肺水肿是在海拔 3 km 以上的高原地区,因急剧缺氧而引起的常见疾病。大多数发生于第一次迅速进入高原,从高原地区进入更高的地区,或在平原地区居住一段时间后又重返高原者。海拔高度、寒冷及个体差异是发生高原肺水肿的基本条件。高原肺水肿发病急,病情进展迅速。迅速进入高原的患者,在急性高原反应的基础上,出现剧烈头痛,极度疲乏无力,呼吸困难,持续性干咳,唇舌发绀,面色苍白或呈灰土色,即提示有高原肺水肿的可能。如咳嗽,咳淡黄或粉红色泡沫样痰,肺部湿性啰音,以及胸透、胸片等表现,即可诊断高原肺水肿。如果能早期诊断,及时治疗,绝大多数病人 3～6 d 即可痊愈;如果延误诊断,得不到及时治疗,则可能死亡。并发高原昏迷或严重感染,则预后很差。

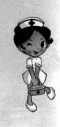
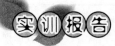

实训一　肺水肿

班级：＿＿＿＿＿＿　姓名：＿＿＿＿＿＿　学号：＿＿＿＿＿＿　得分：＿＿＿＿＿＿

1. 实训结果与分析。

2. 肺水肿实验鼠与对照鼠两者肺的大体形态有何不同？

3. 比较实验鼠和对照鼠的肺系数，并讨论过量肾上腺素致小鼠肺水肿的机制。

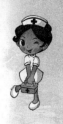

实训二　家兔高钾血症

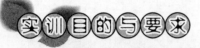

1. 本实验通过静脉补钾,复制家兔高钾血症的模型。

2. 通过观察高钾血症时心电图的变化,了解并掌握高血钾对心脏的毒性作用。

3. 设计高钾血症的抢救和治疗方案。

实训准备

1. 复习高钾血症的基本理论知识。

2. 实验器材　生物信号采集处理系统、心电电极输入线、兔手术台、哺乳类动物手术器械、三通管、双凹夹、铁支架、注射器(1 ml,5 ml,10 ml)、输液装置、小儿头皮针。

3. 药品　5％戊巴比妥钠溶液,2％、5％、10％氯化钾生理盐水溶液,10％氯化钙溶液,5％碳酸氢钠溶液,葡萄糖-胰岛素溶液(50％葡萄糖4 ml加1单位胰岛素),生理盐水。

4. 实验动物　家兔。

实训方法与步骤

1. 动物称重、麻醉和固定　家兔称重后,用1.5％戊巴比妥钠溶液(2 ml/kg)从耳缘静脉缓慢注入。待动物自然倒下,将动物仰卧固定在实验台上,并保持耳缘静脉通畅。

2. 心电图描记

(1) 将心电电极输入端插头插入计算机生物信号处理系统插口。

(2) 将针型电极分别插入动物四肢踝部皮下,心电导联线按右前肢(红)、左前肢(黄)、右后肢(黑)、左后肢(绿)的顺序连接。或变换心电输入线的三个端点可以测出标准Ⅰ、Ⅱ、Ⅲ导联心电信号。

(3) 用头胸导联可描记出比普通导联更为高大清晰的心电图波形,方法是选择心电图的Ⅰ导联,将右前肢电极插在下颌部皮下,左前肢的电极插在胸壁,相当于心尖部位的皮下。这样高血钾的异常波形出现早而清楚。

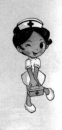
（4）开机启动计算机生物信号采集处理系统，设置心电图描记参数：低通滤波：上限频率 40 Hz。在 MedLab 中依次选择"实验/常用生理学实验"→"心电图测量"。MedLab 放大器和采样参数设置如表 2-2-1。

表 2-2-1　MedLab 采样参数表

采样参数	
显示方式	记录仪
采样间隔	2 ms
X 轴显示压缩比	5∶1
通道	通道 1
DC/AC	AC
处理名称	心电
放大倍数	100～200
Y 轴压缩比	16∶1

3. 氯化钾注入　沿三通管装置从耳缘静脉持续输注 2％氯化钾溶液 1 ml/kg，根据实验需要及家兔反应情况调整输入速度，输注过程中记录并观察家兔心电图波形的变化规律。根据波形变化可更换氯化钾溶液浓度。

4. 实施抢救　持续输入法输注 10％氯化钾溶液 2 ml/kg ，一旦家兔心电图出现明显变化时，立即停止输注氯化钾溶液，迅速注入注射器内事先已准备好的抢救药物（10％氯化钙溶液 2 ml/kg，或 5％碳酸氢钠溶液 5 ml/kg），直至家兔心电图波形恢复正常。

5. 观察指标　实验动物的精神神经状态（兴奋、躁动、昏迷、痉挛），呼吸频率，深度及节律，心电图变化。

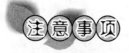

1. 保持静脉管道的通畅。

2. 心电干扰波的处理　针形电极刺入对称部位的皮下；导线避免纵横交错，实验台上的液体要及时清除。

3. 输注 10％氯化钾溶液时，应密切观察心电图波形的变化，防止血钾过高导致动物心脏骤停而死亡。

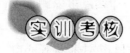

在实验教学过程中，分班、组对学生实验效果进行考核，计入成绩。评分标准附后。

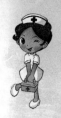

家兔高钾血症实训考核评分标准

班级：＿＿＿＿＿＿　姓名：＿＿＿＿＿＿　学号：＿＿＿＿＿＿　得分：＿＿＿＿＿＿

项　目		评价内容	分值	评分等级及分值			得分及扣分依据
				A	B	C	
实训素质		仪表端庄,工作服整洁	5	5	4～3	2～0	
		安静、有秩序,提前 5 min 进入实验室,不携带与实验无关的物品	5	5	4～3	2～0	
实训态度		听课认真,注意力集中,保持安静	3	3	2	1～0	
		细心观察示教过程	3	3	2	1～0	
		操作认真,勤于思考	4	4	3	2～0	
操作过程	操作前准备	认真复习相关理论	5	5	4	3～0	
		操作台准备:台面清洁、无杂物、光线充足	2	2	1	0	
		用物准备齐全(少备一种扣 0.5 分)	3	3	2	1～0	
	操作中	动物分组、编号、捉拿、固定正确,爱护实验动物	3	3	2	1～0	
		熟悉实验仪器性能和基本操作方法	7	7	6	5～0	
		有序、仔细观察实验,理论联系实际	5	5	4～3	2～0	
		认真记录实验结果,客观分析并按时完成	20	20	19～10	9～0	
		实验操作步骤有序,不做与实验无关的事情	10	10	9～5	4～0	
		爱护实验仪器,节约实验药品	5	5	4～3	2～0	
	操作后整理	及时清理、处理实验器材,物归原处	3	3	2	1～0	
		认真清扫地面,整理实验室	2	2	1	0	
		使用后的废物分类处置,放入指定地方	5	5	4	3～0	
评　价		实训态度端正,操作规范	5	5	4～2	1～0	
完成实训报告		认真完成实训报告	5	5	4	3～0	
总　分			100				

实验教师签名：　　　　　　　　　　实训时间：

145

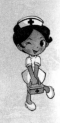

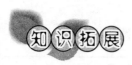

高钾血症的治疗

1. **高血钾**　可使心肌细胞静息电位降低而阈电位不变,使二者差距减小,从而使心肌细胞兴奋性增加。钙离子可能使心肌细胞膜静息电位与阈电位差距拉大,可使心肌兴奋性趋于稳定。紧急措施为立即静脉推注10％葡萄糖酸钙10 ml,于5～10 min注完,如果需要,可在1～2 min后再静注1次,可迅速消除室性心律不齐。因钙的作用维持时间短,故在静脉推注后,接着应持续静脉滴注。可在生理盐水500 ml或5％葡萄糖液中加入10％葡萄糖酸钙20～40 ml静脉滴注。钙对血钾浓度无影响。

2. **降低血清钾的治疗方法**　将血浆与细胞外钾暂时移入细胞内。可静脉滴注高渗葡萄糖及胰岛素,25％～50％葡萄糖液60～100 ml,每2～3 g糖加胰岛素(胰岛素)1 U静脉推注,接着静脉滴注10％葡萄糖液500 ml,内加胰岛素(胰岛素)15 U。如遇心衰或肾脏病患者,输注速度宜慢;如果要限制入水量,可将葡萄糖液浓度调高至25％～50％。在滴注过程中密切监测血钾变化及低血糖反应。亦可静脉推注5％碳酸氢钠溶液,继以5％碳酸氢钠150～250 ml静脉滴注。此方法对有代谢性酸中毒患者更为适宜。既可使细胞外钾移入细胞内,又可纠正代谢性酸中毒。应当注意的是碳酸氢钠不能与葡萄糖酸钙合用,合用会产生碳酸钙沉淀。

3. **透析**　为最快和最有效的方法。可采用血液透析或腹膜透析,但后者疗效相对较差,且效果较慢。应用低钾或无钾透析液进行血液透析,可以使血钾几乎在透析开始后即下降,1～2 h后血钾几乎均可恢复到正常。

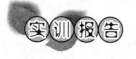

实训二　家兔高钾血症

班级:＿＿＿＿＿　　姓名:＿＿＿＿＿　　学号:＿＿＿＿＿　　得分:＿＿＿＿＿

1. 实验结果及分析。

2. 高血钾对心脏的毒性作用及其机制是什么?

3. 氯化钙和碳酸氢钠对抗高钾心脏毒性的原理是什么?

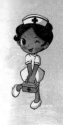

实训三　失血性休克

实训目的与要求

1. 学习、复制失血性休克的动物模型。

2. 观察动物急性失血性休克时各项休克指标的变化,并分析其发生机制。

3. 比较扩血管药和缩血管药对失血性休克的疗效。

实训准备

1. 复习休克理论知识。

2. 实验动物:家兔。

3. 实验器材及药品

(1) 实验器材:动物手术器械一套,呼吸血压描记装置,静脉输液装置一套,带有针头和三通开关的细乳胶管 2 根,50 ml 和 20 ml、10 ml 注射器各一个。

(2) 实验药品:肝素(500 μ/ml)、20%乌拉坦、1%普鲁卡因、生理盐水、低分子右旋糖酐、山莨菪碱(654 - 2)、去肾上腺素等。

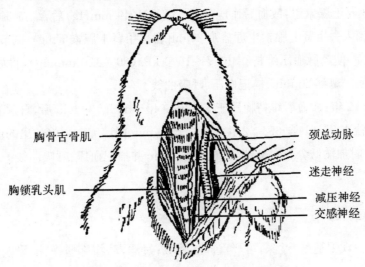

图 2 - 3 - 1　家兔颈部血管神经解剖位置

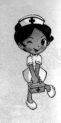

实训方法与步骤

1. 取家兔一只称体重,由耳缘静脉注射 20% 乌拉坦(50 ml/kg)麻醉,然后将家兔固定于兔台上,剪去颈部及股部兔毛。

2. 切开家兔颈正中皮肤,分离出气管,插入气管插管并固定,分离左侧及右侧颈总动脉和颈静脉穿线备用(图 2-3-1),分离一侧股动脉穿线备用。

3. 自耳缘静脉注入肝素(2 ml/kg)。

4. 自颈静脉、股动脉分别插入带有三通开关的细乳胶管备用。

5. 进行颈动脉插管,并和血压描记装置相连;气管插管,并与呼吸描记装置相连,描记一段正常的血压和呼吸。

6. 于剑突下 2 cm 处沿腹正中线切开皮肤 3~4 cm,将腹白线轻轻提起,切开腹白线,注意止血,用手指轻轻将一段十二指肠和系膜拉出腹外,用温生理盐水纱布包裹,然后将家兔向左侧位固定,把肠系膜放在观察微循环装置的观察孔上,用大头针将肠系膜固定,注意不要用力牵拉以防出血,用显微镜直接观察和记录放血前后的肠系膜毛细血管的血流状况(此项由教师示教)。

7. 打开连接股动脉的三通开关,一次快速放血于 50 ml 注射器内,待血压降至 5.3 kPa(40 mmHg)后,停止放血。观察期间如血压回升可再放血,如血压低于 5.3 kPa,可将放出的血由股动脉加压输回,使血压始终维持在 5.3 kPa 水平。

8. 休克抢救(分组实验)

(1) 对照组:动脉血压降至 5.3 kPa(40 mmHg)后维持 1 h,然后将放出的血自颈静脉全部快速点滴输回,必要时加输低分子右旋糖酐 30 ml,观察输液过程中各项指标(呼吸、血压)的变化。

(2) 去甲肾上腺素组:放血后血压降至 5.3 kPa(40 mmHg)后,维持 30 min,然后自颈静脉缓慢滴入去甲肾上腺素生理盐水 25 ml(含去甲肾上腺素 1 mg),调节输液速度,在 30 min 内滴完,使动脉血压维持在 10.7~16.0 kPa(80~120 mmHg),将放出的血快速自颈静脉输回。观察 20 min,描记血压、呼吸曲线。

(3) 654-2 组:放血后维持血压于 5.3 kPa(40 mmHg)30 min 后,自颈静脉缓慢滴入 654-2 生理盐水 25 ml(含 654-2 共 2 mg)于 30 min 内滴完。再将放出的血自颈静脉快速输回,必要时加输低分子右旋糖酐,观察 20 min,并描记血压、呼吸曲线。

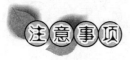

注意事项

1. 麻醉深浅要适度,过深,可严重抑制呼吸;过浅,动物疼痛挣扎,影响观察,甚至引起神经源性休克。

2. 牵拉肠襻动作要轻,以免引起严重低血压,影响休克实验结果。

3. 尽量减少手术出血,分离血管和肌层时,应钝性分离,切勿使用手术刀或手术剪,若出血应设法止血。

4. 所有动脉导管、静脉导管及压力传感器内均应充盈肝素或生理盐水,并排尽气泡。

5. 压力传感器高度均应与兔心水平一致。

6. 观察微循环时,分清动脉、静脉及毛细血管,选好标志血管,固定视野,以保持前后观察结果一致。

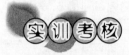

实训考核

在实训教学过程中,分班、分组对学生实验效果进行考核,计入成绩。评分标准附后。

休克实训考核评分标准

班级:_____ 姓名:_____ 学号:_____ 得分:_____

项 目		评价内容	分值	评分等级及分值			得分及扣分依据
				A	B	C	
实训素质		仪表端庄,工作服整洁	5	5	4~3	2~0	
		安静、有秩序,提前 5 min 进入实验室,不携带与实验无关的物品	5	5	4~3	2~0	
实训态度		听课认真,注意力集中,保持安静	3	3	2	1~0	
		细心观察示教过程	3	3	2	1~0	
		操作认真,勤于思考	4	4	3	2~0	
操作过程	操作前准备	认真复习相关理论	5	5	4	3~0	
		操作台准备:台面清洁、无杂物、光线充足	2	2	1	0	
		用物准备齐全(少备一种扣 0.5 分)	3	3	2	1~0	
	操作中	动物分组、编号、捉拿、固定正确,爱护实验动物	3	3	2	1~0	
		熟悉实验仪器性能和基本操作方法	7	7	6	5~0	
		有序、仔细观察实验,理论联系实际	5	5	4~3	2~0	
		认真记录实验结果,客观分析并按时完成	20	20	19~10	9~0	
		实验操作步骤有序,不做与实验无关事情	10	10	9~5	4~0	
		爱护实验仪器,节约实验药品	5	5	4~3	2~0	

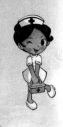

续表

项　目		评价内容	分值	评分等级及分值			得分及扣分依据
				A	B	C	
操作过程	操作后整理	及时清理、处理实验器材,物归原处	3	3	2	1～0	
		认真清扫地面,整理实验室	2	2	1	0	
		使用后的废物分类处置,放入指定地方	5	5	4	3～0	
评　价		实训态度端正,操作规范	5	5	4～2	1～0	
完成实训报告		认真完成实训报告	5	5	4	3～0	
总　分			100				

实验教师签名:　　　　　　　　　　　实训时间:

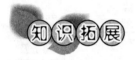

失血性休克失血量估计

对于失血性休克中失血量的估计需要特别注意,在大多数情况下,对失血性休克中的失血作出诊断并不困难,有时可使用以下方法估计失血量:例如,休克指数(脉搏/收缩压)正常值为 0.45,当休克指数为 1 时失血量约为 1 000 ml,休克指数为 2 时失血量约为 2 000 ml。当出现以下情况之一时,失血量可达到约 1 500 ml:①收缩压小于 80 mmHg,②反应迟钝或神志改变,③出冷汗、皮肤苍白、口渴,④颈外静脉塌陷。

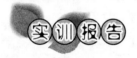

实训三　失血性休克

班级:＿＿＿＿＿　姓名:＿＿＿＿＿　学号:＿＿＿＿＿　得分:＿＿＿＿＿

1. 实验结果与分析。

组　别	血压	呼吸	微循环
对照组			
去甲肾上腺素组			
654－2组			

2. 失血性休克过程中,微循环的变化有何特点,并说明其发生机制。

3. 不同的血管活性药物治疗休克的作用机制是什么?

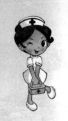

实训四　缺　氧

实训目的与要求

1. 通过乏氧性缺氧、血液性缺氧模型的复制，了解缺氧的原因与分类。

2. 通过观察不同类型缺氧时呼吸、血液颜色的变化，了解不同类型缺氧的特点。

3. 观察不同环境温度、不同机体状况和不同年龄的小白鼠对缺氧耐受性的不同，探讨原因和条件在疾病发生、发展中的意义。

实训准备

1. 复习缺氧理论知识。

2. 实验动物：成年小白鼠(18～22 g)10 只，新生幼鼠 1 只。

3. 实验器材及药品

(1) 实验器材：小白鼠缺氧瓶、200 ml 中间能隔开动物的长玻璃管、CO 发生器、天平、秒表、试管架、剪刀、镊子、广口瓶及滴管、测耗氧量装置、温度计、1 ml 注射器及针头、1 000 ml 烧杯两个、冰块、热水等。

(2) 实验药品：钠石灰、甲酸、浓硫酸、5%亚硝酸钠、1%亚甲蓝、0.5%咖啡因、2%乌拉坦、生理盐水等。

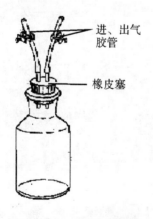

图 2-4-1　小白鼠缺氧瓶

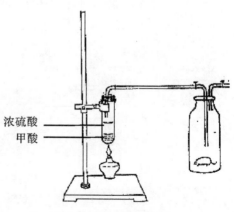

图 2-4-2　CO 发生器

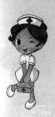

实训方法与步骤

1. 乏氧性缺氧　取小白鼠1只,称重后放入装有钠石灰的缺氧瓶中(图2-4-1),观察小鼠的呼吸频率、深度及唇、趾、尾部颜色后,塞紧瓶塞并记录时间,每2min重复观察上述指标一次直至小鼠死亡。小鼠尸体留待其他实验完成后,再依次打开腹腔,比较肝及血液的颜色。

2. CO中毒性缺氧　按图2-4-2所示,装好CO发生器,取甲酸3ml放入CO发生器的试管内,再加入浓硫酸2ml,塞紧试管口,将一气囊通过橡皮管与CO发生器连接,待点燃酒精灯缓缓加热试管后,松开橡皮管上弹簧夹,将CO收集于气囊内备用。从气囊内抽取5ml CO气体,注入装有小白鼠的缺氧瓶中,立即夹闭乳胶管,观察小鼠反应,直至小鼠死亡,记录存活时间,观察血液颜色变化。

3. 亚硝酸钠中毒性缺氧　取体重相近的小白鼠2只,观察正常表现后,分别向甲、乙两鼠腹腔内注入5%亚硝酸钠各0.3ml。2min后向甲鼠腹腔内注入生理盐水0.3ml,向乙鼠腹腔内注入1%亚甲蓝0.3ml,比较两鼠的存活时间。

4. 环境温度变化对缺氧耐受性的影响　取1000ml烧杯2个,一个加碎冰块和冷水,将杯内水温调至0~4℃,另一个加热水,将温度调至40~42℃。取体重相近的小白鼠3只,称重后分别装入缺氧瓶中,将其中2个缺氧瓶分别置入放有冰水和热水的烧杯内,另一个缺氧瓶置室温下。同时塞紧瓶塞后开始计时,并仔细观察各鼠在瓶中的活动情况,待小鼠死亡后,计算存活时间(T)。并立即从烧杯内取出缺氧瓶,置室温中平衡15min后,用测耗氧量装置测定总耗氧量(A),根据小鼠体重(W)、存活时间(T)、总耗氧量(A)计算出耗氧率(R):

$$R = A \div W \div T$$

5. 不同的机体状况和年龄对缺氧耐受性的影响　取中间能隔开动物的长玻璃筒1个,放入钠石灰2.5g。取体重相近、性别相同的小白鼠2只,一只腹腔内注入2%乌拉坦(0.5ml/20g),待麻醉后与一只体重3~5g的幼鼠同放入长玻璃筒的一端。将另一只体重相近的小鼠从腹腔内注入0.5%咖啡因(0.5ml/20g)后放入长玻璃筒的另一端,塞紧瓶口,分别记录各鼠的存活时间。如密闭50min后仍有小鼠未死,注明50min仍存活,并停止观察。

6. 最后将全部实验死亡小鼠(乏氧性缺氧、血液性缺氧)与断椎处死正常小鼠做对照,并固定在蛙板上进行解剖,排列对比观察各小鼠心、肺、肝、肾和血液的颜色。

实训注意事项

1. 可用凡士林涂抹瓶塞外面,以确保缺氧瓶密闭。

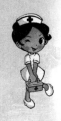

2. 对小白鼠行腹腔注射时,应在其左下腹进针。避免将药液注入肠腔或膀胱,更勿损伤肝脏,影响解剖后的观察。

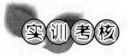

在实训教学过程中,分班、分组对学生实训效果进行考核,计入成绩。评分标准附后。

缺氧实训考核评分标准

班级:_____ 姓名:_____ 学号:_____ 得分:_____

项　目		评价内容	分值	评分等级及分值			得分及扣分依据
				A	B	C	
实训素质		仪表端庄,工作服整洁	5	5	4~3	2~0	
		安静、有秩序,提前5 min进入实验室,不携带与实验无关的物品	5	5	4~3	2~0	
实训态度		听课认真,注意力集中,保持安静	3	3	2	1~0	
		细心观察示教过程	3	3	2	1~0	
		操作认真,勤于思考	4	4	3	2~0	
操作过程	操作前准备	认真复习相关理论	5	5	4	3~0	
		操作台准备:台面清洁、无杂物、光线充足	2	2	1	0	
		用物准备齐全(少备一种扣0.5分)	3	3	2	1~0	
	操作中	动物分组、编号、捉拿、固定正确,爱护实验动物	3	3	2	1~0	
		熟悉实验仪器性能和基本操作方法	7	7	6	5~0	
		有序、仔细观察实验,理论联系实际	5	5	4~3	2~0	
		认真记录实验结果,客观分析并按时完成	20	20	19~10	9~0	
		实验操作步骤有序,不做与实验无关的事情	10	10	9~5	4~0	
		爱护实验仪器,节约实验药品	5	5	4~3	2~0	
	操作后整理	及时清理、处理实验器材,物归原处	3	3	2	1~0	
		认真清扫地面,整理实验室	2	2	1	0	
		使用后的废物分类处置,放入指定地方	5	5	4	3~0	

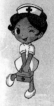

续表

项 目	评价内容	分值	评分等级及分值			得分及扣分依据
			A	B	C	
评 价	实训态度端正,操作规范	5	5	4～2	1～0	
完成实训报告	认真完成实训报告	5	5	4	3～0	
总 分		100				

实验教师签名: 实训时间:

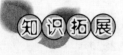

高压氧疗

高压负离子氧疗法(HBO,即高压氧疗法或高压氧疗)是指将患者置于高压氧环境(高压氧舱)中进行吸氧以治疗疾病的方法。其中 1 ATA＝760 mmHg(101.32 kPa),高压氧疗时一般使用 2～3 ATA。高压氧疗对许多疾病均有显著疗效,临床应用相当广泛,但主要应用于对氧气利用不足的疾病,如哮喘、慢阻肺、肺心病等慢性呼吸系统疾病。患者在高气压下吸入含负离子的纯氧,可以促进机体的自我更新过程,增强机体免疫细胞的活性,以对抗各种损伤和疾病,从而有助于疾病逐渐康复。

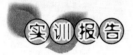

实训四 缺氧

班级:＿＿＿＿＿ 姓名:＿＿＿＿＿ 学号:＿＿＿＿＿ 得分:＿＿＿＿＿

1. 实验结果与分析。

2. 根据实验结果讨论各型缺氧的特点、发生机制。

3. 结合实验结果讨论内、外因素在疾病发生、发展过程中的作用。

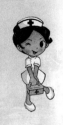

参考文献

[1] 徐云生,张忠. 病理学与检验技术[M]. 2版. 北京:人民卫生出版社,2021.

[2] 吴寿峰,季丹. 病理学与病理生理学[M]. 北京:人民卫生出版社,2021.

[3] 文继舫. 病理学实验教材[M]. 北京:人民卫生出版社,2018

[4] 张忠,王化修. 病理学与病理生理学[M]. 8版. 北京:人民卫生出版社,2021.

[5] 徐云生,张忠. 病理与病理检验技术[M]. 北京:人民卫生出版社,2020.

[6] 田晓露,张俊会. 病理学与病理生理学[M]. 北京:人民卫生出版社,2019.

[7] 步宏,李一雷. 病理学[M]. 9版. 北京:人民卫生出版社,2019.

[8] 王建枝,钱睿哲. 病理学与病理生理学[M]. 9版. 北京:人民卫生出版社,2019.

[9] 熊小亮,艾有生,俞薇薇. 病理学试题库[M]. 北京:人民卫生出版社,2010.